护理专业学生综合实践能力培养系列教程

妇产科护理学
综合实践能力训练教程

FUCHANKE HULIXUE
ZONGHE SHIJIAN NENGLI XUNLIAN JIAOCHENG

主编　伍东红

郑州大学出版社
郑州

图书在版编目(CIP)数据

妇产科护理学综合实践能力训练教程/伍东红主编. —郑州:郑州大学出版社,2020.5

护理专业学生综合实践能力培养系列教程

ISBN 978-7-5645-6795-8

Ⅰ.①妇… Ⅱ.①伍… Ⅲ.①妇产科学-护理学-高等学校-教材 Ⅳ.①R473.71

中国版本图书馆 CIP 数据核字(2019)第 234457 号

郑州大学出版社出版发行
郑州市大学路 40 号　　邮政编码:450052
出版人:孙保营　　发行电话:0371-66966070
全国新华书店经销
郑州龙洋印务有限公司印制
开本:787 mm×1 092 mm　1/16
印张:16
字数:391 千字
版次:2020 年 5 月第 1 版　　印次:2020 年 5 月第 1 次印刷

书号:ISBN 978-7-5645-6795-8　　定价:69.00 元

编审委员会名单

陈长英　郑州大学护理与健康学院

王丙申　郑州大学护理与健康学院

刘延锦　郑州大学第一附属医院

张红梅　河南省人民医院

张　艳　郑州大学护理与健康学院

编委名单

主　编　伍东红

副主编　李晓燕　杨　凯　杨　晓　张金燕

编　委　（以姓氏笔画为序）

牛　鹏　河南中医药大学护理学院

白　桦　郑州大学第三附属医院

白睿敏　郑州大学第一附属医院

伍东红　郑州大学护理与健康学院

李亚南　郑州大学第一附属医院

李晓燕　郑州大学附属郑州中心医院

杨　凯　郑州大学第一附属医院

杨　晓　郑州大学护理与健康学院

张　贤　郑州大学护理与健康学院

张金燕　郑州大学第三附属医院

张新慧　河南省洛阳正骨医院（河南省骨科医院）

林新平　郑州大学护理与健康学院

高金玲　郑州大学护理与健康学院

崔　鹤　郑州大学第一附属医院

渠利霞　郑州大学护理与健康学院

编写说明

为深入贯彻新时代高等教育“以本为本”、推进“四个回归”的政策精神，全面振兴护理本科教育，落实郑州大学“加强通识、夯实基础、强化实践、激励创新”的本科人才培养途径，在郑州大学出版社苗萱主任的倡议、鼓励和有力推进下，郑州大学护理与健康学院结合近年护理学专业教育发展的特点，针对“本科临床实践能力相对薄弱、临床思维训练不足”的问题，组织郑州大学护理学科中的骨干人才参与编写“护理专业学生综合实践能力培养系列教程”丛书，拟全方位改革实验实践教学体系，尽快提升护理专业学生、新入职护士的护理临床综合实践能力。

该丛书的编写得到郑州大学护理与健康学院、郑州大学第一附属医院、第二附属医院、第三附属医院、第五附属医院、郑州大学附属人民医院（河南省人民医院）、附属中心医院护理部领导及部分专科护士长们的大力支持，各位编委们认真讨论操作细节、案例编制，精心设计操作图片，为丛书出版付出大量心血。该丛书是郑州大学护理学科临床与教学团队的智慧结晶，也是信息技术与实验教学融合渗透发展的体现。经过多轮讨论，将临床最新护理技术操作流程编写到丛书中，并附上了评分标准。

本丛书最大的特色在于：设置案例引导学生建立临床科研思维模式，并依据教育部《护理专业教学质量标准》的要求，增加了护理研究综合实验设计内容，引导学生进阶式开展科研实践见习、实习反思。此外，依据前期对学生的实验实践教学现状调查及征求学生意见，将在校实训与校外实习、见习内容衔接，体现护理技术操作、临床思维训练“一本通”特点。因此，本丛书也可供在校生、在岗护理人员参考。

鉴于丛书编写时间短，参编人员精力有限，可能在具体编写过程中还有部分细节有纰漏，欢迎广大读者积极提出宝贵的修改建议，编委会全体成员将衷心感谢读者的关注，并愿意修订丛书，为促进郑州大学“双一流”高校建设做出应有贡献。

编委会
2019 年 8 月 28 日

前言

为适应我国护理学教育事业发展和改革的需要，培养具有优秀素质和综合能力的专门人才，我们组织资深临床护理教师和专家共同研讨，编写了《妇产科护理学》的配套实践教材。教材参考最新版本的国家卫计委规划护理学和临床医学本科教材，结合全国卫生系统护士岗位技能训练考核要点和近年来的临床护理实践，以母儿安全和妇女的健康为中心，以培养学生的临床思维能力、人文关怀能力和实践操作能力为重点，以提高学生综合素质为目标，在内容编排中体现妇产科护理的科学性、系统性、连续性、启发性和适用性的原则。

全书分为7个模块，包括妊娠期妇女的护理、分娩期妇女的护理、产褥期妇女的护理、新生儿护理技术、妇科常用护理技术、妇科检查及常用特殊检查的配合及妇产科护理综合实践能力训练。前6个模块中每个项目都有临床案例、参考解释语、操作流程图、注意事项及操作评分标准，同时配有线上作业和评判性思考等栏目。模块七为妇产科护理综合实践能力训练模块，在掌握单项技能的基础上，为学生提供互动式训练，结合临床案例，模拟临床情境，将妇产科、儿科和护理学基础操作等融合为综合设计性实验，通过学生小组讨论，分析、设计和团队合作完成实验项目，充分调动学生的学习兴趣，发挥学生的主动性和创造性，提高学生的临床观察、分析、判断和解决问题的能力，培养学生的人文精神、沟通能力以及团队协作精神和组织管理能力，促使其更好的理论联系实际，提前进入职业角色，为以后的临床实习和工作奠定良好的基础。

本书涵盖面广、内容新颖，适用于护理、助产、妇幼卫生专业的本科教学及相关人员学习、参考之用。教师可以根据不同专业方向的培养方案选取相应内容进行实践教学。

本书在编写过程中得到了郑州大学护理与健康学院、郑州大学第一附属医院、郑州大学第三附属医院、郑州大学附属郑州中心医院、河南中医药大学护理学院等各个编者所在单位领导及专家的指导和支持，在此深表谢意。同时向付出了辛勤劳动的各位编委表示感谢！另外向参与图片拍摄的郑州大学附属郑州中心医院妇产科致谢！

由于妇产科护理的快速发展，也因时间仓促和水平限制，教材的内容和编排难免有欠妥之处，恳请使用本教材的师生和临床护理同仁提出宝贵意见和建议，以便我们及时改进和完善。

伍东红

2020 年 5 月

目录

模块一　妊娠期妇女的护理

项目一 宫高和腹围测量技术

【实验学时】

1 学时。

【实验类型】

技能型实验。

【学习目标】

1. 能正确测量宫高和腹围,并初步评估胎儿宫内发育情况。
2. 能熟练与产妇交流,适时进行健康教育。

【实验目的】

1. 了解胎儿宫内发育情况,估计胎儿体重,并判断与孕周是否相符。
2. 及时筛查出高危孕妇并进行系统管理。

【临床案例】

王××,26 岁,G_1P_0,孕 28 周,来产科门诊行常规产检。请为王女士测量宫高和腹围,并估计胎儿体重,判断是否与孕周相符。

【实验准备】

1. 护士准备:着装整齐,洗手(并温暖双手),戴口罩。
2. 物品准备:软尺、一次性垫单。将用物放在合适的位置。
3. 孕妇准备:排空膀胱,仰卧于检查床上。

【操作步骤】

(一)操作前核对、评估、与患者沟通

1. 评估孕周;解释操作目的,嘱孕妇提前排空膀胱。
2. 评估环境是否安全、温度是否适宜、光线是否充足,注意隐私保护。

(参考解释语)

您好,请问您的姓名?(王××)王女士,您怀孕多少周了?(28 周)好的,现在需要为您测量一下宫高腹围,这是常规产检内容,可以了解胎儿宫内发育情况。请您先排尿,我

准备一下,马上过来给您检查。(好的,谢谢)

(二)操作过程

1. 核对孕妇,再次核对孕周。

2. 协助孕妇上检查床,取仰卧屈膝位,充分暴露腹部,评估腹部皮肤及腹壁张力。

3. 测量宫高:护士立于孕妇右侧,左手持软尺零端并放置于子宫底最高点,右手沿腹壁正中线将皮尺向下拉开至耻骨联合上缘中点(图 1-1),读数并记录。

4. 测量腹围:护士立于孕妇右侧,平脐水平,将软尺经脐部绕腹 1 周(图 1-2),读数并记录。

宫高和腹围测量技术

5. 协助孕妇整理衣物,并扶其下检查床。

6. 整理用物,洗手并记录。如若发现与孕周不符应及时报告医生。

7. 告知检查结果及注意事项,预约下次产检时间。

(参考解释语)

王女士,请您平躺,双腿稍屈,暴露腹部。现在我来为您检查。宫高 26 cm,腹围 92 cm,与您孕周相符,在正常范围内。您已经怀孕 28 周了,胎儿进入了快速发育期,以后请您每两周来做一次产检,及时评估胎儿发育情况。回家后您可以自数胎动,每天早晨、中午、晚上各数 1 h 胎动,3 次胎动加起来乘以 4,在 30 次以上为正常,如果小于 10 次则提示胎儿有危险,要立即到医院诊治。

【操作流程图】

宫高和腹围测量技术见图 1-3。

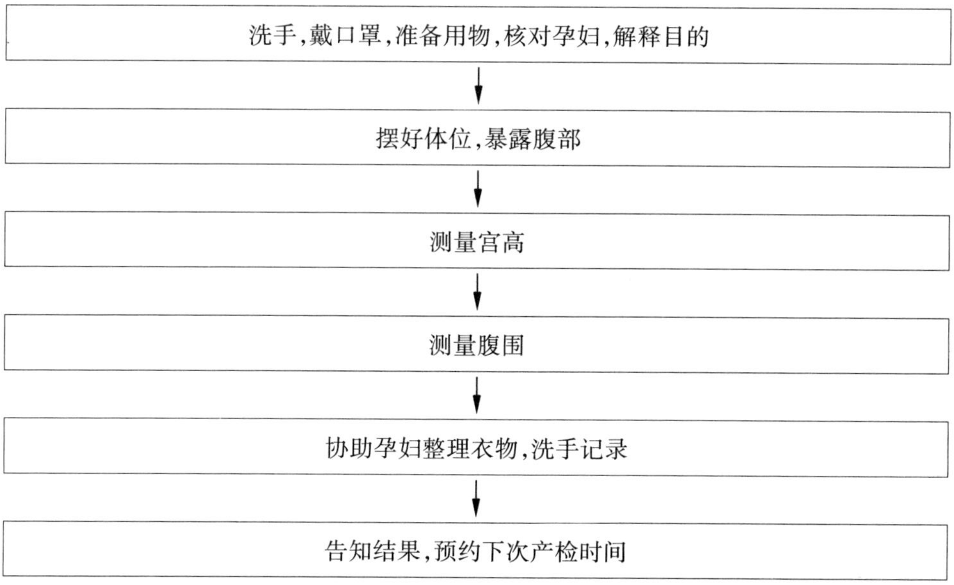

图 1-3　宫高和腹围测量技术

【注意事项】

1. 注意保暖并保护孕妇隐私。
2. 测量时,注意软尺紧贴腹壁,松紧适宜。
3. 动作轻柔,注意子宫敏感度。

【知识拓展】

1. 宫高与孕周的关系:孕 12 周末在耻骨联合上 2 ~3 横指;孕 16 周末在脐耻之间;孕 20 周末在脐下 1 横指;孕 24 周末在脐上 1 横指;孕 28 周在脐上 3 横指;孕 32 周末在脐与剑突之间;孕 36 周末在剑突下 2 横指;孕 40 周在脐与剑突之间或略高。

2. 估计胎儿体重:胎儿体重(g)= 宫高(cm)×腹围(cm)+ 200 g

【操作评分标准】

宫高和腹围测量操作评分标准见表 1–1。

表 1–1　宫高和腹围测量操作评分标准

项目	操作要求	分值	考试评分	备注
操作前准备（10 分）	护士准备:仪表端庄、着装整洁、洗手、戴口罩	5		
	用物准备:软尺、一次性垫单	5		
评估与解释（15 分）	环境安全隐蔽、温度适宜、光线适中	5		
	核对孕妇身份及孕周	5		
	解释操作目的及配合的注意事项	5		
操作步骤（65 分）	携用物至床旁,核对孕妇身份	5		
	指导孕妇取仰卧屈膝位,暴露腹部	5		
	评估腹部皮肤及腹壁张力	5		
	测量宫底高度	20		
	测量腹围	15		
	协助孕妇整理衣服,整理床单位	5		
	整理用物,洗手、记录	5		
	告知待产妇检查结果,并预约下次检查时间	5		
整体评价（10 分）	操作熟练、手法正确	5		
	有效沟通,体现人文关怀	5		
总分		100		

【选择题】

1. 以下关于宫高测量描述，错误的是　　　　　　　　　　　　　　　　　（　　）
   A. 操作前孕妇应排空膀胱
   B. 孕妇取仰卧屈膝位，暴露腹部
   C. 护士立于孕妇右侧
   D. 护士应提前温暖双手，以免引起孕妇不适
   E. 测量从耻骨联合下缘中点至宫底最高点之间的距离
2. 关于宫高与孕周的关系，描述正确的是　　　　　　　　　　　　　　　（　　）
   A. 孕 12 周末在耻骨联合上 1 ~2 横指
   B. 孕 16 周末在脐耻之间
   C. 孕 20 周末在脐下 2 横指
   D. 孕 28 周在脐上 2 横指
   E. 孕 36 周末在脐与剑突之间或略高

【选择题答案】

1. E　2. B

【评判性思考】

1. 如果孕妇宫高或腹围明显超过孕周，提示可能有哪些情况？

2. 王女士，孕 32 周宫高在脐与剑突之间，孕 40 周时测宫高仍在脐与剑突之间，这种情况是否正常？应如何向孕妇解释？

（张　贤）

项目二 腹部四步触诊法

【实验学时】

1 学时。

【实验类型】

技能型实验。

【学习目标】

1. 能正确进行腹部四步触诊法操作。
2. 能判断出胎方位,确定胎心听诊部位。

【实验目的】

1. 判断胎方位、胎先露是否衔接。
2. 估计胎儿大小。

【临床案例】

王××,26 岁,G_1P_0,孕 28^{+3} 周,来围产保健门诊行常规产检。请为她进行腹部检查,判断胎先露、胎方位,估计胎儿大小。

【实验准备】

1. 助产士准备:着装整洁,洗手。
2. 用物准备:检查床、脚凳、围产保健手册、笔。
3. 孕妇准备:排空膀胱。

【操作步骤】

(一)操作前核对、评估、与患者沟通

1. 使用屏风等,保护孕妇隐私。

2. 核对孕周,协助产妇上检查床,取仰卧屈膝位,暴露腹部,助产士站在孕妇右侧,视诊腹部有无妊娠纹、手术瘢痕、水肿等,注意腹形及大小。

(参考解释语)

王女士,请您躺到检查床上,我会触诊一下腹部,了解胎先露,胎方位。您仰卧躺着,两腿屈曲稍微分开。如果有什么不舒服，请告诉我。

（二）操作过程

1. 第一步：助产士面向孕妇头端，双手置于宫底部，了解宫底高度，估计胎儿大小和孕周是否相符；两只手指腹在宫底部相对交替轻推，判断宫底部胎儿部分（图 1–4）。

2. 第二步：两只手分别置于腹部左右两侧，一只手固定，一只手轻轻向对侧深按检查，两只手交替，判断胎背与胎儿四肢位置，平坦饱满的部分为胎背，并确定胎背的方向是向前、侧方或后方；可以变形、高低不平的是胎儿的肢体，有时可以感觉胎儿肢体的活动（图 1–5）。

四步触诊法

3. 第三步：右手拇指与其余 4 指分开，置于耻骨联合上方握住胎先露，判断胎先露是头还是臀，左右推动先露，以确定是否衔接（图 1–6）。

4. 第四步：检查者面向孕妇足端，两只手置于胎先露两侧，向骨盆入口方向向下深按，进一步确诊胎先露及其入盆程度（图 1–7）。

5. 整理与指导：协助孕妇整理衣裤，离开检查床。洗手，记录。告知检查结果并指导注意事项，预约下次检查时间。

（参考解释语）

王女士，孩子是头先露，枕左前，胎位正常。

【操作流程图】

腹部四步触诊法见图 1–8。

准备用物，洗手，孕妇准备，核对解释

↓

视诊

↓

四步触诊法

↓

整理、洗手与记录

图 1–8　腹部四步触诊法

【注意事项】

1. 注意保护孕妇隐私，冬季注意保暖，触诊时间不宜过长。
2. 触诊时动作轻柔，注意子宫敏感度。
3. 前三步检查者面向孕妇头端，第四步面向孕妇足端。

【操作评分标准】

腹部四步触诊法技术操作评分标准见表 1-2。

表 1-2　腹部四步触诊法技术操作评分标准

项目	操作要求	分值	考试评分	备注
操作前准备（20 分）	用物准备齐全	5		
	操作者着装整齐	5		
	环境光线明亮，温度适宜，有屏风等	5		
	孕妇已排空膀胱	5		
操作步骤（65 分）	核对孕妇身份及孕周	5		
	视诊，能口述有无异常	5		
	触诊第一步，手法正确	10		
	触诊第二步，双手对推，手法正确	10		
	触诊第三步，能判断先露及其衔接情况	10		
	触诊第四步，进一步确诊先露及其衔接情况	10		
	协助孕妇整理衣物	3		
	整理用物	2		
	洗手、记录	5		
	告知结果及健康指导	5		
整体评价（15 分）	着装规范，仪表端庄	2		
	态度和蔼，与孕妇沟通及时有效	3		
	动作轻巧、准确，操作熟练、规范，符合原则	5		
	语言清晰，健康指导或回答问题正确	5		
总分		100		

【选择题】

1. 胎儿身体纵轴与母体身体纵轴之间的关系称　（　　）
   A. 胎势　　B. 胎先露
   C. 胎方位　　D. 胎位
   E. 胎产式
2. 以下关于孕妇腹部四步触诊法检查的描述，正确的是（多选题）　（　　）
   A. 检查者立于孕妇左侧

B. 第一步可估计胎儿大小

C. 第二步可评估胎背及胎儿四肢的位置

D. 第三步确定先露是否入盆

E. 第四步复核胎先露及入盆程度

【选择题答案】

1. E　2. CDE

【评判性思考】

1. 通过四步触诊法如何判断双胎孕妇胎方位?
2. 如何判断孕妇的胎方位是否正常?

（李晓燕）

项目三 胎心音听诊技术

【实验学时】

1 学时。

【实验类型】

技能型实验。

【学习目标】

1. 能正确进行胎心音听诊。
2. 能说出胎心的正常值及其变化的意义。
3. 能区别胎心音、脐带杂音、腹主动脉音和胎动音的听诊。

【实验目的】

了解胎儿宫内情况。

【临床案例】

王××,26 岁,孕 30 周,G_1P_0,来医院围产期保健门诊进行产前检查,请护士为她听胎心。

【实验准备】

1. 护士准备:着装整洁,洗手,戴口罩。
2. 用物准备:多普勒胎心仪,耦合剂,卫生纸,秒表,笔,记录单,手部消毒液,推车。必要时准备屏风。
3. 孕妇准备:知晓配合方法,排空膀胱,仰卧于检查床上。

【操作步骤】

(一)操作前核对、评估、与患者沟通

1. 核对医嘱、孕妇身份;评估孕周大小、胎动情况;评估孕妇自理能力;解释操作目的,评估合作程度。
2. 评估孕妇周围环境是否安静、光线充足,注意隐私保护。

（参考解释语）

您好，请问您的姓名和年龄？（王××，26 岁）王女士，怀孕多长时间啦？（30 周）现在为您做产前检查，了解母儿情况，请您先排尿，我去准备一下，马上过来给您检查。（好的，谢谢）

（二）操作过程

1. 携用物至床边，遮挡以保护孕妇隐私，嘱孕妇平卧在检查床上，适当暴露腹部（注意保暖），双腿屈曲，略分开。

2. 检查者站在孕妇右侧，通过四步触诊法判断胎背的位置。

3. 将耦合剂涂在多普勒胎心仪探头上，置于孕妇腹壁上，挪动探头，寻找胎心音最清楚的部位（胎背处）听诊。也可直接用木质听筒听诊。

4. 在宫缩的间歇期，听到如钟表的“嘀嗒”双音后，计数 1 min，告知孕妇听诊结果。

5. 用卫生纸擦净多普勒胎心仪探头和孕妇腹部的耦合剂，协助孕妇整理衣服。

6. 观察孕妇有无体位引起的不适；指导孕妇正常胎心率是 110～160 次/min。告知胎心胎动与胎儿宫内状况的关系，告知自我监护胎动的方法。

7. 整理用物；洗手；记录结果。

（参考解释语）

王女士，请您平躺，双腿稍屈，略分开。现在我来为您检查，听胎心要用耦合剂，有点凉，不要紧张！（好的）。胎心 140 次/min，正常胎心是 110～160 次/min，胎位是枕左前，也正常。胎动和胎心可以反映胎儿的宫内状况，您会数胎动吗？（会的，每天都数，一般都在 30 次/12 h 以上），胎动正常，2 周后再来检查。

【操作流程图】

胎心音听诊技术见图 1-9。

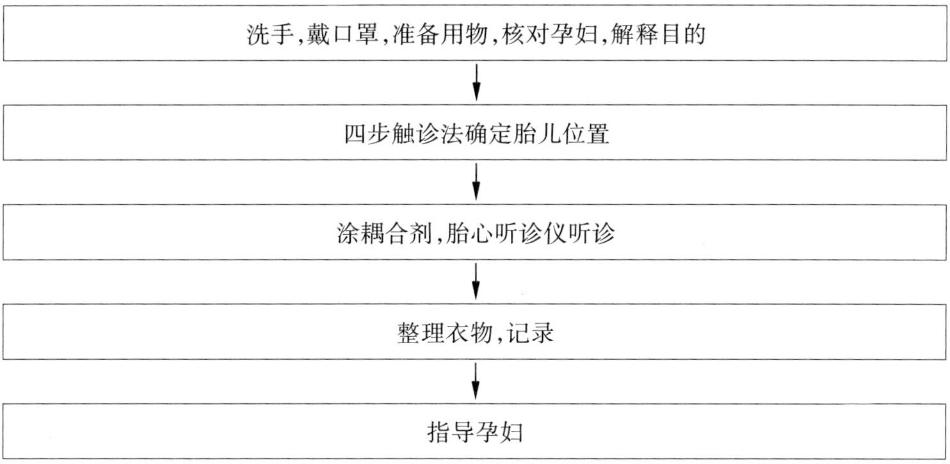

图 1-9　胎心音听诊技术

【注意事项】

胎心音听诊技术

1. 通过四步触诊法确定胎心音听诊部位。听诊位置随孕周和胎位变化（图 1-10，

图 1-11）。

2. 使用木质听筒不用耦合剂，听诊应在宫缩间歇时进行，需要计时 1 min。

3. 听到胎心音需与子宫杂音、腹主动脉音、胎动音及脐带杂音相鉴别。

4. 若胎心音<110 次/min 或者>160 次/min，需立即触诊孕妇脉搏做对比鉴别，改变孕妇体位，进行胎心监护、数胎动，通知医师，吸氧。

【操作评分标准】

胎心音听诊技术操作评分标准见表 1-3。

表 1-3　胎心音听诊技术操作评分标准

项目		操作要求	分值	考试评分	备注
操作前准备（15 分）		护士着装规范、洗手、戴口罩	5		
		用物齐全、放置合理	5		
		孕妇排尿	5		
评估（15 分）		核对孕妇，解释目的及注意事项	5		
		孕妇孕周大小、胎方位、胎动情况	5		
		自理能力，合作程度	5		
操作步骤（55 分）	听胎心	携用物至床边，遮挡以保护孕妇隐私	5		
		嘱孕妇平卧在检查床上，适当暴露腹部（注意保暖），双腿屈曲，略分开	5		
		检查者站在孕妇右侧，通过四步触诊法判断胎背的位置	10		
		在宫缩的间歇期听胎心，计数 1 min，告知孕妇听诊结果	10		
		用卫生纸擦净多普勒胎心仪探头和孕妇腹部的耦合剂，协助孕妇整理衣服	10		
	健康指导	观察孕妇有无体位引起的不适，指导孕妇正常胎心率是 110～160 次/min。告知胎心胎动与胎儿宫内状况的关系及自我监护胎动的方法	10		
	终末处置	整理用物，洗手，记录结果	5		
整体评价（15 分）		态度和蔼，与孕妇/家属沟通及时有效	5		
		操作熟练、规范	5		
		语言清晰，健康指导或回答问题正确	5		
总分			100		

【选择题】

1. 用多普勒胎心仪不能探测到的项目是 ( )
   A. 胎心音
   B. 黑加征
   C. 腹主动脉音
   D. 子宫动脉音
   E. 脐带血流音
2. 妊娠 24 周以后,胎心音听得最清楚的位置应是 ( )
   A. 靠近胎儿胸部的孕妇的腹壁上
   B. 靠近胎儿背部上方的孕妇的腹壁上
   C. 头位在孕妇脐上的左侧或右侧
   D. 臀位在孕妇脐下的左侧或右侧
   E. 横产式时在脐部左侧或右侧
3. 胎心音的正常次数是 ( )
   A. 60 ~ 100 次/min
   B. 100 ~ 120 次/min
   C. 110 ~ 150 次/min
   D. 120 ~ 140 次/min
   E. 110 ~ 160 次/min
4. 双胎妊娠腹部听诊,两个胎心音每分钟相差 ( )
   A. 2 次以上
   B. 5 次以上
   C. 8 次以上
   D. 10 次以下
   E. 10 次以上
5. 胎心音的听诊听到的声音是 ( )
   A. 风声样高音响
   B. 无节律而音响强烈不一
   C. 吹风样低音响
   D. 咚咚样强音响
   E. 钟表的"嘀嗒"双音

【选择题答案】

1. B　2. B　3. E　4. E　5. E

【评判性思考】

1. 如果胎心率为 100 次/min,应如何处理?
2. 如果是双胎妊娠应如何听诊胎心?

(伍东红)

项目四 骨盆外测量

【实验学时】

1 学时。

【实验类型】

技能型实验。

【学习目标】

1. 能进行骨盆外测量操作。
2. 能陈述骨盆外径线正常值及临床意义。

【实验目的】

了解骨盆外径线的大小,为判断胎儿能否经阴道分娩提供参考。

【临床案例】

王××,26 岁,已婚,G_1P_0,孕 13 周,到围产保健门诊行第 1 次产前检查。请为该孕妇行骨盆外测量,了解骨盆形态和大小。

【实验准备】

1. 护士准备:衣帽整齐,洗手。
2. 用物准备:检查床、骨盆测量仪、无菌手套、润滑液。
3. 孕妇准备:知晓骨盆测量的意义及配合方法。

【操作步骤】

(一)操作前核对、评估、与患者沟通

1. 核对患者的床号、姓名等信息。
2. 协助孕妇躺在检查床上,仰卧位,双腿伸直。
3. 解释操作目的。

(参考解释语)

您好,我是您的护士××,能告诉我您的床号和姓名吗?(×床,王××)王女士,您好!我现在给您进行骨盆测量,主要是为了了解骨盆外径线的大小,为判断胎儿能否经阴道

分娩提供参考。测量过程没有什么不适，请您放松配合我好吗？（好的）

（二）操作过程

1. 测量髂棘间径，即使用骨盆测量仪测量两侧髂前上棘外缘间的距离。正常值为23～26 cm（图1-12）。

2. 测量髂嵴间径，即测量两侧髂嵴外缘间最宽的距离。正常值为25～28 cm（图1-13）。

3. 测量骶耻外径，协助孕妇取左侧卧位，右腿伸直，左腿屈曲，测量耻骨联合上缘中点至第五腰椎棘突下凹陷处的距离。正常值为18～20 cm（图1-14）。

4. 测量出口横径（又称坐骨结节间径），协助孕妇取仰卧位，两腿弯曲，双手抱双膝，触诊到坐骨结节，测量两侧坐骨结节内缘间的距离。正常值为8.5～9.5 cm（图1-15）。

骨盆外测量

5. 测量出口后矢状径，即骶骨尖端至坐骨结节间径中点的长度。检查者戴手套的右手示指涂润滑液深入孕妇肛门向骶骨方向，拇指置于孕妇体外骶尾部，两指共同找到骶骨尖端；用尺置于坐骨结节间径上，确定径线中点；把骨盆出口测量器一端放于坐骨结节间径中点，另一端置于骶骨尖端处，即可测量出口后矢状径值。正常值为8～9 cm。

6. 测量耻骨弓角度，检查者两手拇指指尖斜对拢，置于耻骨联合下缘，左右两拇指平放在两侧耻骨降支上，测量两拇指间角度即为耻骨弓角度。正常值为90°，不小于80°（图1-16）。

7. 协助孕妇穿好衣物。

8. 整理用物，洗手，记录。

9. 告知孕妇检查结果并解释其意义。

（参考解释语）

王女士，您的骨盆测量结果都正常，综合评估后认为具备阴道分娩的条件。

【操作流程图】

骨盆外测量见图1-17。

告知孕妇检查目的，做好用物准备

↓

指导孕妇配合，测量骨盆各径线和角度

↓

协助产妇整理衣服，用物整理，记录和解释结果

图1-17　骨盆外测量

【注意事项】

1. 注意保护孕妇隐私，动作轻柔。

2. 测量数据要准确。

3. 临床上骨盆外测量的时间各医院略有不同。初产妇和有难产史的孕妇，在初次检

查时，即可行骨盆外测量。

4. 对于身材偏小，骨盆外测量狭窄或者骨盆有畸形时，可做骨盆内测量。可选在妊娠24～36周阴道松软时检查，在临产后产程停滞时也会行骨盆内测量，进一步评估骨产道。

【操作评分标准】

骨盆外测量技术操作评分标准见表1-4。

表1-4　骨盆外测量技术操作评分标准

项目	操作要求	分值	考试评分	备注
操作前准备（20分）	用物准备齐全，摆放合理	5		
	操作者着装整齐	5		
	环境安静，保护孕妇隐私	5		
	孕妇知道检查的意义及配合方法	5		
操作步骤（65分）	协助孕妇取仰卧位，暴露测量部位	5		
	测量髂棘间径方法及结果正确	5		
	测量髂嵴间径方法及结果正确	5		
	协助孕妇取左侧卧位，右腿伸直，左腿屈曲	5		
	测量骶耻外径方法及结果正确	5		
	协助孕妇取仰卧抱膝位	5		
	测量出口横径方法及结果正确	5		
	测量后矢状径方法及结果正确	10		
	测量耻骨弓角度方法及结果正确	5		
	协助孕妇整理衣物	5		
	整理用物	5		
	洗手、记录	2		
	告知并解释结果	3		
整体评价（15分）	着装规范，仪表端庄	3		
	态度和蔼，与孕妇沟通及时有效	5		
	动作轻巧、准确，操作熟练、规范	3		
	语言清晰，健康指导或回答问题正确	4		
总分		100		

【选择题】

（1～2 题共用题干）一孕妇来医院做产前检查，助产士行骨盆外测量，测得结果是髂棘间径 23 cm，髂嵴间径 25 cm，骶耻外径 19 cm，坐骨结节间径 8.0 cm，耻骨弓角度 90°。

1. 骨盆外测量提示异常的是 （　　）

A. 髂棘间径　　B. 髂嵴间径
C. 骶耻外径　　D. 坐骨结节间径
E. 耻骨弓角度

2. 根据检查结果，还需进一步测量 （　　）

A. 出口后矢状径　　B. 出口前矢状径
C. 骶耻内径　　D. 出口横径
E. 对角径

【选择题答案】

1. D　2. A

【评判性思考】

1. 均小骨盆的孕妇是否必须做剖宫产？
2. 如果测得出口横径<8 cm，是否必须剖宫产？
3. 测量骨盆径线有什么临床意义？

（高金玲）

项目五 胎心监护技术

【实验学时】

2 学时。

【实验类型】

技能型实验。

【学习目标】

1. 能正确使用胎心监护仪。
2. 能识别异常胎心监护图形并及时做出正确处理。
3. 能熟练与产妇交流,适时进行健康教育。

【实验目的】

通过胎心率基线水平、胎心基线变异、周期性胎心改变来综合判断胎儿储备能力,评估胎儿宫内安危情况。

【临床案例】

王××,28 岁,G_1P_0,孕 36 周,现来产科门诊行常规产检。请进行电子胎心监护并判断胎儿宫内储备能力。

【实验准备】

1. 护士准备:着装整齐,洗手,剪指甲。
2. 物品准备:胎心监护仪、胎心监护带、多普勒、耦合剂、胎心监护打印纸、卫生纸、笔、纸,快速手消,必要时备吸氧装置和屏风。
3. 孕妇准备:嘱孕妇排空膀胱,摆舒适体位。不宜空腹。

【操作步骤】

(一)操作前核对、评估、与患者沟通

1. 孕妇评估:孕周大小、胎方位、宫底高度、腹部局部皮肤情况。
2. 环境评估:环境是否安静、光线充足、温度适宜。
3. 胎心监护仪评估:仪器处于良好备用状态,打印正常。

（参考解释语）

您好，请问您的姓名？（王××）王女士，您怀孕几周啦？（36周）好的，现在我用电子胎心监护仪为您动态监测胎心变化，以了解胎儿宫内情况。这个过程需要20 min左右。请您先排尿，我去准备一下，马上过来给您检查。（好的，谢谢）

（二）操作过程

1. 取屏风遮挡，注意保护孕妇隐私，暴露腹部。

2. 用四步触诊法了解胎方位，判断胎背的位置，以确定胎心听诊最清楚的部位。

3. 将耦合剂涂于胎心探头上，将探头放置于孕妇腹壁胎心听诊最明显处并用胎心监护带固定。

4. 放置宫缩感应探头于宫底下3横指处，并用监护带固定（图1-18）。

5. 孕妇手握胎动感应手动按钮，教会孕妇每胎动1次按动按钮，连续胎动为1次。

6. 打开胎心监护仪开关，观察显示情况，进入监护状态后将宫缩压力调零，打开走纸开关。监护过程中注意孕妇有无不适。

电子胎心监护

7. 监护20 min后，视胎心监护情况决定是否延长监测时间，关闭胎心监护仪开关，取下探头，松解胎心监护带。

8. 取卫生纸擦净孕妇腹部和胎心探头的耦合剂，协助孕妇穿好衣裤。

9. 告知监护结果，指导孕妇自我监测胎动的重要性与方法。如为产检，预约下次检查时间。

10. 把探头及导联线整理好，整齐摆放，以备下次使用。整理用物后洗手。

（参考解释语）

王女士，请您坐在沙发上，适当暴露腹部。现在我来为您做胎心监护，胎心探头上涂有耦合剂，有点凉，不要紧张！（好的）我现在用监护带把探头固定好，您感觉一下松紧是否合适，有没有不舒服？（可以）这是胎动感应按钮，宝宝动了您就按一下这个按钮。（好的）。我们现在开始监护了，需要监测20 min，监护时您有什么不舒服请及时告诉我。（好的，谢谢）

王女士，胎心监护结束了，我来给您松解监护带。给您纸巾您可以把腹部残留的耦合剂擦一擦。（好的，谢谢）胎心率基线在148次/min左右，20 min内宝宝动了2次，都正常，这是您的胎心监护图纸，您一会儿可以拿去找医生看一下结果。王女士，您已经怀孕满36周了，以后需要每周做一次产检，请您按时来医院检查。（好的，谢谢）

【操作流程图】

胎心监护技术见图1-19。

洗手，戴口罩，准备用物，核对孕妇，解释目的

↓

四步触诊法确定胎背位置

↓

固定胎心、宫缩探头，孕妇手握胎动感应按钮

↓

打开监护仪开关，调好参数，打开走纸

↓

监护 20 min

↓

关闭监护仪，取下探头，松解监护带

↓

擦去孕妇腹部耦合剂，协助穿好衣物

↓

整理用物，洗手记录，告知结果及注意事项

图 1–19　胎心监护技术

【注意事项】

1. 尽量避免仰卧位，避免空腹监护，以免饥饿引起胎心加快导致假阳性率高。
2. 监护带松紧应适宜，避免过紧造成孕妇不适。
3. 胎心监护结果及时告知孕妇，减少其焦虑。

【操作评分标准】

胎心监护技术操作评分标准见表 1–5。

表 1–5　胎心监护技术操作评分标准

项目	操作要求	分值	考试评分	备注
操作前准备（7 分）	护士准备：着装整洁、修剪指甲、洗手、戴口罩	2		
	用物齐全，摆放有序	5		
评估与解释（8 分）	1. 环境安全、温度适宜、光线适中	2		
	2. 评估孕期情况，如孕周、胎方位、胎动，孕妇腹部局部皮肤情况	4		
	3. 解释操作目的及配合的注意事项	2		

续表 1-5

项目	操作要求	分值	考试评分	备注
操作步骤（60 分）	1. 携用物至床旁，核对孕妇身份	5		
	2. 拉好床帘，保护隐私	5		
	3. 协助孕妇摆好体位，暴露腹部，同时注意保暖	5		
	4. 四步触诊法判断胎背和宫底位置	10		
	5. 将耦合剂涂于胎心探头上，正确放置胎心、宫缩探头并固定	10		
	6. 教会孕妇正确使用胎动按钮	5		
	7. 打开监护仪开关，调整监护仪参数（胎心音量调到舒适程度，宫缩压力调零），打开走纸，保持监护仪正常运行 20 min	5		
	8. 关闭监护仪，取下探头	5		
	9. 擦去孕妇腹部及探头耦合剂	5		
	10. 协助孕妇穿好衣服	5		
操作后（15 分）	整理用物，洗手、记录	5		
	能基本识别胎心监护图形，告知孕妇监护结果并进行恰当的健康教育	10		
整体评价（10 分）	操作熟练、手法正确	5		
	有效沟通，体现人文关怀	5		
总分		100		

【选择题】

1. 使用胎心监护仪行无应激试验（NST）的目的是观察（　　）
   A. 胎心基线的变异　　B. 宫缩对胎心率的影响
   C. 子宫对胎动的反应　　D. 胎儿宫内储备能力
   E. 子宫对缩宫素的敏感性
2. 孕妇王某，孕 36 周行无应激试验发现其 20 min 内有 4 次胎动伴胎心率加速>15 次/min，则可称为（　　）
   A. NST 有反应型　　B. NST 无反应型
   C. CST 阳性　　D. CST 阴性
   E. OCT 阳性
3. 某孕 36 周孕妇，在做胎心监护时发现胎心率有减速且与宫缩的关系不恒定，减速

下降幅度为 80 次/min,持续时间长短不一,但能够很快恢复。这种胎心监护图形提示胎心为 (　　)

A. 正常变异频率　　B. 正常变异幅度
C. 早期减速　　D. 变异减速
E. 晚期减速

【选择题答案】

1. D　2. A　3. D

【评判性思考】

1. 电子胎心监护过程中发现胎心率基线变异<2 次/min,应该如何处理?
2. 胎心监护图形出现早期减速、晚期减速、变异减速,分别提示什么,应该如何处理?

（张　贤）

项目六　产科入院评估

【实验学时】

2 学时。

【实验类型】

技能型实验。

【学习目标】

1. 能全面评估孕产妇病史、全身情况和产科情况。
2. 能熟练与产妇交流,适时进行健康教育和入院指导。

【实验目的】

通过对孕妇病史资料的收集及入院检查获得与其妊娠相关的信息,评估母儿情况,为护理计划的制订提供参考依据。

【临床案例】

王××,26 岁,已婚,以“G_1P_0,孕 39^{+4} 周,规律宫缩 2 h”收治入院。作为责任护士,如何对该孕妇进行全面的护理评估?

【实验准备】

1. 护士准备:着装整齐,洗手,戴口罩。
2. 物品准备:孕妇保健手册、血压计、多普勒胎心仪、软尺、一次性垫单、体重仪、入院护理记录单、笔等。
3. 孕妇准备:排空膀胱,取舒适体位。

【操作步骤】

(一)操作前核对、评估、与患者沟通

1. 核对孕妇基本信息及一般情况,解释操作目的,评估配合程度。
2. 评估环境是否舒适、安全,注意保护孕妇隐私;光线是否充足。

(参考解释语)

您好,请问您的姓名?(王××)王女士,您怀孕几周啦?(39 周零 4 天)您目前感觉如何？（还可以，就是肚子有点紧，不是很痛）好的，现在我需要详细询问您一些相关的问题，还会做一些必要的检查，您配合一下好吗？检查前需要将尿排净，请您先去趟卫生间。（好的，谢谢）

（二）操作过程

1. 准备床单位：接到入院处通知后，根据孕妇情况准备床单位，备齐孕妇所需用物，将备用床改为暂空床。

2. 迎接孕妇：核对孕妇基本信息，指引孕妇至指定床位，妥善安置。向孕妇做自我介绍，取得孕妇的配合。

3. 病史采集

（1）一般情况：询问孕妇的基本信息，如年龄、职业、孕产次、籍贯和住址，并填写在围产保健手册上。

（2）本次妊娠情况：询问此次妊娠经过，何时出现早孕反应，有无用药史；胎动开始时间；有无阴道流血、流液、头晕、视物不清及下肢水肿等不适症状。核对孕妇保健手册，了解产检情况。

（3）既往孕产史：了解有无流产、早产、难产、死产、产后出血史，以及分娩方式和新生儿情况。

（4）既往史和家族史：了解有无高血压、心脏病、糖尿病、肝肾疾病等，有无手术史；家族中有无糖尿病、精神病史、高血压及其他遗传病史，以及丈夫的健康状况。

（5）月经史及推算预产期：了解初潮年龄、月经周期及末次月经时间。从末次月经第1天算起，月份减3或加9，日期加7，来推算预产期。必要时可以结合超声检查结果。

4. 一般体格检查

（1）测量生命体征。

（2）测量身高和体重，观察孕妇精神、发育、营养、步态、腹部形态等。

（3）乳房评估：协助孕妇坐于或仰卧于检查床上，暴露胸部，观察乳房发育情况、外形、大小，双侧乳房是否对称，评估乳头是否正常，有无平坦或凹陷。

（4）水肿评估：助产士以右手大拇指稍用力按压孕妇脚踝及小腿胫前区域，观察有无凹陷。若有水肿，休息后可缓解属于正常；不能缓解，应判断水肿程度分级，并监测体重及血压情况。

5. 产科检查

（1）复测骨盆径线：髂棘间径、髂嵴间径、骶耻外径、坐骨结节间径；必要时加测骶耻内径、后矢状径、坐骨棘间径、耻骨弓角度。

（2）测量宫高、腹围。

（3）四步触诊法判断胎方位，并听胎心。

（4）必要时可以使用电子胎心监护仪动态了解胎心变化及宫缩情况。

（5）评估有无阴道流血或异常分泌物。

（6）对于临产入院产妇要同时评估宫口开大情况，破膜者应评估羊水情况。

6. 整理用物，将结果记录在入院护理评估单上。

7. 告知检查结果及住院注意事项，做好入院宣教。

（参考解释语）

王女士，感谢您的配合。您目前生命体征平稳，胎心、胎动也很好。您现在已经见红并出现了规律宫缩，已经临产，需要密切观察。住院期间我们会定期评估您和胎儿的情况，请您放心。您有什么需要可以按呼叫器呼叫护士，您有什么不舒服也请及时告知我们。（好的，谢谢）

【操作流程图】

产科入院评估见图1-20。

洗手，戴口罩，准备用物，核对孕妇，解释目的

↓

准备床单位，迎接孕妇

↓

病史采集，一般体格检查，产科检查

↓

整理用物，记录

↓

告知结果，做好入院宣教

图1-20　产科入院评估

【注意事项】

1. 评估过程中注意保暖、保护孕妇隐私。
2. 资料采集一定要详细准确、内容完整。
3. 与孕妇沟通时，注意态度温和。

【操作评分标准】

产科入院评估操作评分标准见表1-6。

表1-6　产科入院评估操作评分标准

项目	操作要求	分值	考试评分	备注
操作前准备（20分）	护士准备：着装整洁、修剪指甲、洗手、戴口罩	5		
	用物准备：备齐用物，将用物放在合适的位置	5		
	环境安全、温度适宜、光线适中	5		
	核对孕妇基本信息，解释操作目的	5		

续表 1-6

项目	操作要求	分值	考试评分	备注
操作步骤（60 分）	应放在操作前准备中	5		
	病史采集	10		
	一般体格检查	10		
	复测骨盆径线	5		
	测量宫高、腹围	5		
	四步触诊法判断胎方位，并听诊胎心	5		
	评估有无阴道流血及流液	5		
	必要时评估宫缩、宫口开大及羊水情况	5		
	整理用物，洗手、记录	5		
	告知住院注意事项，进行恰当的健康教育	5		
整体评价（20 分）	信息完善、操作熟练、手法正确	10		
	有效沟通，体现人文关怀	10		
总分		100		

【选择题】

1. 不可用于推算预产期的依据是 （ ）
   A. 早孕反应出现日期 B. 胎动开始时间 C. 末次月经来潮日
   D. 末次月经干净日 E. 宫底高度
2. 某孕妇月经规律，周期为 28 d，每次持续 3 ~ 5 d，末次月经是 2018 年 5 月 10 日，其预产期是 （ ）
   A. 2019 年 4 月 17 日 B. 2019 年 5 月 10 日 C. 2019 年 2 月 13 日
   D. 2019 年 2 月 17 日 E. 2019 年 5 月 13 日
3. 有关妊娠期保健措施，正确的是 （ ）
   A. 产前检查应从妊娠 20 周开始 B. 产前检查应每月 1 次
   C. 血压较基础压增高 30/15 mmHg 为异常 D. 无水肿的孕妇不需要常规测体重
   E. 孕妇无须测身高

【选择题答案】

1. D 2. D 3. C

【评判性思考】

如何对双胎妊娠孕妇进行产科入院评估？

（张 贤）

模块二　分娩期妇女的护理

项目一 产程观察与评估技术

【实验学时】

2 学时。

【实验类型】

技能型实验。

【学习目标】

1. 能正确评估产程进展。
2. 能熟练评估子宫收缩的强度、持续时间、间歇时间，判断产力。
3. 能及早发现异常，适时进行健康教育。

【实验目的】

1. 掌握正常子宫收缩的特点。
2. 能判断宫口扩张、胎先露下降情况，评估产程进展。

【临床案例】

王××，女，26 岁。因“停经 39^{+4} 周，见红 15 h 伴下腹痛 4 h”为主诉入院，入院诊断：①临产；② G_1P_0，孕 39^{+2} 周，头先露。末次月经 2018 年 5 月 3 日，预产期 2019 年 2 月 10 日。体格检查：宫高 34 cm，腹围 100 cm，宫缩 40 s/5 ~6 min，胎心 140 次/min，胎膜未破，宫口开大 1 cm。现需进一步评估产程进展情况。

【实验准备】

1. 护士准备：着装整洁，洗手，戴口罩。
2. 用物准备：产科病历、有秒针的表、检查床、胎心监护仪，无菌手套、碘伏棉球。
3. 待产妇准备：嘱排空膀胱。

【操作步骤】

（一）操作前核对、评估、与患者沟通

1. 评估待产妇病史与本次妊娠经过及临产后的情况。
2. 评估待产妇的心理-社会状况、情绪、合作程度及对疼痛耐受力及社会支持情况。

3. 解释操作目的。

（参考解释语）

您好，请问您是1床，王××吗？（是的）为了进一步了解您的孕周大小、胎方位、子宫收缩情况及产程进展，需要您平卧在病床上接受检查。王女士，您需要去卫生间吗？（我刚去过），还有别的需要么？（没有）好的，请您稍候，我去准备一下马上过来。

（二）操作过程

1. 备齐用物，携至产妇床旁，站于产妇右侧。

2. 安置体位：协助产妇仰卧或左侧卧位于检查床上，适当暴露腹部及外阴部。

3. 观察子宫收缩情况：检查宫缩强度、频率。将手掌放于产妇宫体部，观察秒表了解宫缩持续和间歇的时间。

（1）第一产程潜伏期每隔2～4 h观察1次，活跃期每1～2 h观察1次。

（2）一般要连续观察至少3次宫缩。

4. 严密监测胎心

（1）在宫缩间歇期听胎心，每次听1 min。

（2）第一产程潜伏期每隔1 h听1次胎心音，活跃期每15～30 min听1次胎心音。

（3）第二产程每5～10 min听1次胎心音。

5. 观察宫口扩张及胎头下降程度：取膀胱截石位，臀下垫一次性垫巾，检查者站在产妇右侧，右手戴无菌手套，用碘伏纱球消毒阴道和大小阴唇，在宫缩来临时，左手轻压宫底，右手示指、中指伸入阴道检查。

（参考解释语）

王女士，现在开始为您进行阴道检查，我尽量动作轻柔，在检查过程中，请您做深呼吸、保持臀部肌肉放松，不要随意扭动以免造成不适，请与我配合好吗？（好的）

（1）观察：会阴膨隆、阴道血性分泌物、流血或流液的量及性状。

（2）一般情况下，宫口扩张<3 cm时，每4 h阴道检查1次；宫口扩张≥3 cm时，每2 h阴道检查1次。

（3）如子宫收缩较频、较强，应随时增加检查次数，以及早了解宫颈口扩张及胎先露下降程度、是否破膜、确定胎方位等。

6. 每4～6 h测1次血压，如发现血压升高，则增加测量次数并给予相应处理。

7. 在产程观察中，注意有无破膜，一旦破膜立即听胎心，观察羊水性状，记录破膜时间。

8. 整理用物，洗手。向产妇说明检查情况，讲解注意事项。

9. 将每次检查结果，包括宫缩、胎位、胎心、宫口扩张、先露及下降程度、有无破膜、血压等情况，分别填写到待产记录单上，绘制产程图。

（参考解释语）

王女士，已为您检查完毕，请您在待产过程中保持会阴部清洁，尽量放松，适当的活动，每2～4 h排小便1次。在此期间如有不适或发生其他情况请及时告诉我，呼叫器已放置您床旁，我也会定时巡视，为您进行阴道检查，了解宫口扩张及胎先露下降情况（好的，谢谢你），您这样躺还舒适吗？（可以）谢谢您的配合。

【操作流程图】

产程观察与评估技术见图 2-1。

准备用物,解释操作目的

↓

评估产程进展:子宫收缩、胎心、宫口扩张及胎头下降程度、是否破膜等

↓

整理用物、洗手

↓

记录、绘制产程图

图 2-1　产程观察与评估技术

【注意事项】

1. 严密观察产程进展,及时发现和汇报异常情况,协助处理。
2. 有前置胎盘或不明原因的产前阴道流血者禁止阴道检查。
3. 检查时动作轻柔,阴道检查应在宫缩时进行。同时注意控制阴道检查次数。
4. 及时排空膀胱,每 2 h 提醒排尿一次。
5. 心理社会支持:提倡陪伴分娩,不要让产妇独处一室。

【操作评分标准】

产程观察与评估技术操作评分标准见表 2-1。

表 2-1　产程观察与评估技术操作评分标准

项目	操作要求	分值	考试评分	备注
操作前准备（30 分）	着装规范,仪表端庄	5		
	环境安全,保护待产妇隐私	5		
	用物齐全,摆放有序	5		
	核对解释,取得产妇配合	5		
	评估待产妇病史及身心状况	5		
	产妇排空膀胱,取仰卧式或左侧卧位于检查床上	5		

续表 2-1

项目	操作要求	分值	考试评分	备注
操作步骤（60分）	监测胎心：第一产程潜伏期每隔 1 h，活跃期每 15～30 min，第二产程 5～10 min 听 1 次胎心音；胎心在宫缩间歇期听，每次听 1 min	10		
	观察子宫收缩的强度，规律性，持续和间歇的时间	10		
	阴道检查：观察宫口扩张及胎头下降程度，确定胎方位	10		
	观察膀胱是否充盈，每 2 h 提醒排尿一次	5		
	注意有无破膜，一旦破膜立即听胎心，观察羊水性状，记录破膜时间	10		
	每 4～6 h 测 1 次血压	5		
	将每次检查结果分别填写到产程记录单并绘制产程图	5		
	整理用物，洗手	5		
整体评价（10分）	尊重产妇，重视与产妇的沟通，健康指导或回答问题正确	5		
	动作轻巧，操作熟练、规范，记录准确	5		
总分		100		

【选择题】

1. 临产后，子宫收缩最强的部位是（　　）
   A. 子宫角部　　B. 子宫底部
   C. 子宫峡部　　D. 子宫下段
   E. 子宫颈
2. 子宫收缩情况的观察，最准确的方法是（　　）
   A. 触诊法　　B. 产妇自诉
   C. 电子胎心监测　　D. 仪器宫内监测
   E. B 超
3. 子宫收缩情况的观察，最方便的方法是（　　）
   A. 触诊法　　B. 产妇自诉
   C. 电子胎心监测　　D. 仪器宫内监测
   E. B 超
4. 阴道检查的禁忌证是（　　）
   A. 胎心异常　　B. 胎膜早破
   C. 横位　　D. 前置胎盘
   E. 脐带脱垂

【选择题答案】

1. B　2. D　3. A　4. D

【评判性思考】

1. 使用胎心听诊器听胎心是在宫缩期还是间歇期？为什么？
2. 如何更好交流，指导患者放松，以便更好地配合诊疗与护理？
3. 破膜后需立即观察的项目有哪些？

（李晓燕）

项目二 缩宫素的应用与观察技术

缩宫素是由下丘脑分泌的一种激素，其重要作用是选择性兴奋子宫平滑肌，可促进宫颈成熟、增强子宫收缩力及收缩频率，故临床上广泛应用于妊娠后期引产及产程中加强宫缩，以及在产后促进子宫收缩，减少产后出血发生率。本节主要介绍产程中使用缩宫素加强宫缩的方法及注意事项。

【实验学时】

2 学时。

【实验类型】

技能型实验。

【学习目标】

1. 能说明缩宫素的使用指征。
2. 能正确使用缩宫素，密切观察用药后反应并及时处理。
3. 能熟练与产妇交流，适时进行健康教育。

【实验目的】

1. 促进宫颈成熟、增强子宫收缩力。
2. 协助产妇顺利分娩。

【临床案例】

王××，28 岁，G_1P_0，孕 40^{+2} 周，以“下腹阵痛 6 h”为主诉入院。超声估计胎儿体重 3650 g，LOA，胎心音 140 次/min。入院第 2 天 23:00 宫口开大 3 cm，宫缩 30 s/5 ~6 min，宫缩强度弱，给予人工破膜 1 h 后产程依然无进展。如何帮助王女士加强宫缩以尽快安全娩出胎儿?

【实验准备】

（一）操作前核对、评估、与患者沟通

1. 环境安全、温度适宜。
2. 核对产妇孕周，孕期情况，全身情况及心理状况。
3. 行阴道检查，了解宫颈成熟度，预测引产成功率。

4. 检查确定胎心良好、胎位正常、无头盆不称，且子宫收缩协调性好，严格掌握缩宫素使用指征。

5. 解释操作目的，评估合作程度。

（参考解释语）

您好，我是您的责任助产士李××，能告诉我您的床号和姓名吗？（×床，王××），王女士您好！现在您感觉怎么样，有没有什么不舒服？现在您宫缩不太好，产程时间过长的话对您和胎儿都不好，我们可以通过给您静脉滴注缩宫素来加强宫缩，帮您加快产程顺利分娩。请您配合一下好吗？（好的）

（二）操作前准备

1. 操作者准备：衣帽整齐，洗手，戴口罩。

2. 用物准备：缩宫素 1 支、生理盐水 500 mL、输液器、1 mL 注射器、手表、产程记录单等。

【操作步骤】

1. 携用物至床前，核对产妇身份。

2. 再次听胎心，并观察羊水的色、质、量，确认无胎儿宫内窘迫再进行用药。

3. 给予产妇生理盐水 500 mL 静脉滴注，调整滴速 4 ~ 5 滴/min，然后将 2.5 U 缩宫素加入到生理盐水中配成 0.5% 浓度进行静脉滴注。

4. 滴速从每分钟 4 ~ 5 滴开始，根据宫缩强弱每隔 15 ~ 30 min 调整滴速，至子宫开始有自主发动的规律宫缩（30 ~ 60 s/2 ~ 3 min），对于不敏感者，可适当增加缩宫素剂量，通常不超过 60 滴/min。

5. 静滴过程中要有专人护理，每 30 min 观察宫缩强度、频率、持续时间，胎心变化，必要时行胎心监护。

6. 整理用物，洗手，定期记录宫缩情况。

（参考解释语）

王女士，现在已经给您用上缩宫素了，这个药物要从低浓度开始，我们会根据您的宫缩情况调整滴速，请您不要自行调整。用药过程中我们会随时关注您和胎儿的情况，请您放心。您有什么不舒服请及时告知我们，我们会及时处理。

【操作流程图】

缩宫素的应用与观察技术见图 2-2。

洗手，戴口罩，准备用物，核对孕妇，解释目的

↓

听胎心

↓

给予生理盐水 500 mL 静脉滴注，调整滴速 4 ~ 5 滴/min

↓

将 2.5 U 缩宫素加入生理盐水中，摇匀

↓

专人护理，根据宫缩强弱定期调整滴速，至规律宫缩

↓

整理用物，洗手、记录

图 2-2　缩宫素的应用与观察技术

【注意事项】

1. 若为不协调性子宫收缩，严禁应用缩宫素。

2. 静脉滴注时需使用滴速调节器控制用量，建议使用微泵输液代替普通输液。

3. 静脉滴注过程中要有专人护理，每 30 min 观察宫缩强度、频率、持续时间、胎心变化，必要时行胎心监护，破膜后观察羊水性状。

4. 若 10 min 之内宫缩>5 次、宫缩持续 1 min 以上或胎心率异常，应立即停药。

5. 若出现宫缩过强、过频、过度刺激综合征、胎儿窘迫及梗阻性分娩、先兆子宫破裂等，立即停药后嘱左侧卧位、吸氧、静脉给予宫缩抑制剂，如 25% 硫酸镁 20 mL 加入生理盐水 20 mL 缓慢静脉注射（不少于 5 min）。

6. 监测血压与脉搏，若发现血压升高，应减慢滴注速度。

7. 警惕过敏反应。

8. 缩宫素有抗利尿作用，须警惕水中毒发生。因此一次引产输液量不超过 1000 mL。若当日引产不成功，可于次日重复进行，若用药 3 d 无效需考虑其他引产方法。

【操作评分标准】

缩宫素的应用与观察技术操作评分标准见表 2-2。

表 2-2　缩宫素的应用与观察技术操作评分标准

项目	操作要求	分值	考试评分	备注
操作前准备（4 分）	护士准备：仪表端庄、着装整洁、洗手、戴口罩	2		
	用物齐全，摆放有序	2		
评估（16 分）	环境安全、温度适宜	2		
	核对孕周及孕妇身心状况	2		
	行阴道检查，了解宫颈成熟度	2		
	确定是否符合缩宫素使用指征	5		
	解释操作目的及意义，取得孕妇的配合	5		

续表 2-2

项目	操作要求	分值	考试评分	备注
操作步骤（70分）	携用物至床旁，核对孕妇身份	5		
	再次听胎心	5		
	给予产妇生理盐水溶液 500 mL 静脉滴注，调整滴速 4～5 滴/min，然后将 2.5 U 缩宫素加入生理盐水中	20		
	每隔 15～30 min 调整滴速，至出现规律宫缩	10		
	静脉滴注过程中专人严密观察	10		
	说出使用缩宫素的注意事项	10		
	整理用物，洗手	5		
	记录宫缩情况	5		
整体评价（10分）	程序正确、操作熟练、动作规范	5		
	语言恰当、有效沟通，体现人文关怀	5		
总分		100		

【选择题】

1. 以下不属于缩宫素使用指征的是 （　　）
   A. 胎位正常　　B. 胎心正常
   C. 不协调性宫缩乏力　　D. 胎膜早破
   E. 产程延长
2. 以下关于缩宫素用法用量描述正确的是 （　　）
   A. 滴速从每分钟 10 滴开始
   B. 根据宫缩强弱每隔 1 h 调整滴速
   C. 滴速慢慢调至子宫开始有自主发动的规律宫缩（60～80 s/1～2 min）
   D. 对于不敏感者，可适当增加缩宫素剂量，通常不超过 60 滴/min
   E. 应用缩宫素引产 1 次输液量不超过 2 000 mL
3. 以下不属于停用缩宫素指征的是 （　　）
   A. 10 min 之内宫缩>5 次
   B. 宫缩持续 1 min 以上
   C. 胎心率异常
   D. 出现过敏反应
   E. 胎膜破裂

【选择题答案】

1. C　2. D　3. E

【评判性思考】

1. 对于不协调性宫缩乏力的产妇,如何加强宫缩?
2. 催产和产后使用缩宫素的目的,方法和途径有何不同?

（张　贤）

项目三 接产准备

【实验学时】

2 学时。

【实验类型】

技能型实验。

【学习目标】

1. 能说出产时外阴消毒技术的方法及意义，产包的内容及摆放。
2. 能正确进行外阴消毒、铺巾，整理产台。
3. 能熟练与产妇交流，指导产妇配合操作。

【实验目的】

消毒外阴，保证产妇分娩环境无菌，使新生儿分娩在无菌区域内，预防产妇及新生儿感染，为接产做准备。

【临床案例】

王××，26 岁，G_1P_0，因“停经 39^{+5} 周，腹部阵痛 2 h 入院”入院，经检查诊断为：G_1P_0，妊娠 39^{+5} 周，LOA，宫内单活胎，临产。9 h 后宫口开全，送入产房，此时应该做哪些接产准备？

【实验准备】

1. 助产士准备：着装整洁，洗手，戴口罩。

2. 用物准备：治疗车，治疗盘（放有 1 000 mL 的量杯、盛温水的水壶、水温计、一次性冲洗垫、无菌手套），无菌包（无菌弯盘 2 个、无菌镊子或止血钳 3 把、无菌治疗巾），无菌敷料罐 3 个（分别盛放 10% ~20% 的肥皂水纱球、碘伏原液纱球、无菌干棉球），污物桶，产妇模型人。

用物准备：一次性产包、接产包（内备弯盘 2 个、持针器 1 个、镊子 1 把、侧切剪 1 把、直剪 1 把、直止血钳 2 把、弯止血钳 2 把、小药杯 1 个、聚血器 1 个、吸耳球 1 个、有尾纱布 1 块）、扎脐包（内备纱布 3 块、棉签 5 根、大纱布 1 块、气门芯 2 个）、纱布 2 包、20 mL 注射器 1 个、新生儿辐射台、新生儿复苏用品（复苏气囊接面罩接氧源、喉镜、不同型号的气管插管、吸痰器）、急救药品（缩宫素、前列腺素类、盐酸肾上腺素等）、生理盐水、高温消毒后的新生儿衣服、新生儿吸痰管、婴儿电子秤、胎心监护仪、心电监护仪。

3. 待产妇准备：排空膀胱。

4. 环境：室温保持24 ~26 ℃，提前预热新生儿辐射台，温度调至28 ~30 ℃，早产儿需要调节的温度更高，备好新生儿襁褓。

【操作步骤】

（一）操作前核对、评估、与产妇沟通

1. 核对产妇床号、姓名、孕周等信息。

2. 评估产妇：查阅病历，了解孕产史、本次妊娠经过、骨盆大小、软产道有无异常；评估产程进展情况、疼痛程度、胎膜是否破裂；评估会阴部皮肤情况；了解阴道流血、流液情况；产妇体力及心理状况等，嘱产妇排空膀胱。

3. 评估胎儿：胎心音、胎儿大小，胎方位、胎先露。胎儿头皮有无水肿、颅骨重叠程度，头盆是否相称。

4. 评估环境：是否安静，温度、湿度是否适宜。

5. 解释操作目的使其放松，注意保护隐私以取得配合。

（参考解释语）

您好，我是您的助产士李××，能告诉我您的姓名和床号吗？（王××，6 床）好的，王女士，目前您宫口已经开全，产程进展顺利，胎位、胎心均正常，快要生了，需要提前做好接产准备，包括外阴的冲洗、消毒和铺巾，以预防感染。操作过程中请注意配合，如有不适，请告诉我。操作前请先排尿，我去做准备。（好的）

（二）操作过程

1. 外阴擦洗、消毒

（1）携用物至产床边，协助产妇取膀胱截石位，臀下垫一次性会阴垫。将产床调节成床尾稍向下倾斜的位置，并将产妇腰下的衣服向上拉，以免冲洗时打湿衣服。操作者站在床尾或右侧。

（2）用镊子夹取肥皂水纱布 1 块，依序擦洗阴阜→左右腹股沟→左右大腿内侧上 1/3→会阴体→两侧臀部，擦洗时稍用力，然后弃掉纱布。

（3）再取肥皂水纱布 1 块，依序擦洗阴裂→左右小阴唇→左右大阴唇→会阴体→肛门。擦洗会阴体时稍用力，最后擦肛门。弃掉纱布及镊子。

（4）用水温计测量水温（38 ~41 ℃为宜，），夹取 1 个无菌干纱球置于产妇阴道口，防止冲洗液流入阴道，用温水由外至内缓慢冲净皂迹。

（5）按照（2）、（3）、（4）程序重复一遍。

（6）弃去阴道口纱球，用干纱球擦干外阴，顺序：左右小阴唇→大阴唇→阴阜→左右大腿内上 1/3→会阴→左右臀部，将镊子置于治疗车下。

（7）会阴消毒：用无菌镊子夹取碘伏原液纱球消毒 2 遍，顺序：阴裂→左右小阴唇→左右大阴唇→阴阜→腹股沟→左右大腿内上 1/3→会阴体→肛门（图 2-3），弃去镊子。

外阴消毒顺序

（8）撤去便盆，更换臀下垫单。

（参考解释语）

王女士，现在已经消毒完毕，下面要铺无菌巾，请您配合，不要随意挪动身体。

2. 铺无菌巾

（1）接产者按外科手术要求刷手后取屈肘手高姿势（注意手高不过肩，低不过腰）进入产房，站在产妇两腿之间。巡回护士按无菌原则将产包外包布打开。

（2）接生者穿手术衣，戴无菌手套，打开产包内包布，检查产包内灭菌指示剂是否达到消毒标准。

（3）铺无菌臀巾：接产者双手拿住产单上侧两角，用两端的折角将双手包住，嘱产妇抬起臀部，将产单铺于产妇臀下，盖住产床下侧，上缘达产妇腰部。

（4）套腿套：取腿套1只，将腿套上口反折，双手置于反折内，嘱产妇轻抬左腿，双手抓住腿套上口，顺势套到大腿根部，用同样的方法穿右侧腿套。

（5）铺腹部治疗巾：将治疗巾一侧反折，铺于产妇腹部。叮嘱产妇不能随意挪动，确保无菌区域不被污染。

（6）将1块治疗巾折成长条状，放于产妇会阴下方，用于保护会阴。

（7）取2块接生巾按新生儿复苏要求放置于新生儿辐射台上，一块做肩垫，另一块用于擦拭新生儿。

3. 整理产台：请巡回护士递上聚血器、气门芯胶圈2个/脐带包1包、棉签若干、圆缝合针2枚、三角缝合针2枚、2/0和3/0可吸收缝线上产台。巡回护士打开新生儿辐射台提前预热（调至28～30 ℃），备好新生儿襁褓。

（1）按使用顺序在产台左上角依次由内向外摆放器械：弯盘、聚血器、会阴侧切剪、血管钳（其中1把套上气门芯胶圈）、脐带剪、持针器（夹有带线圆针）、有齿镊、线剪、洗耳球、脐带卷、小药杯（内放消毒碘伏棉球）、纱布、棉签等。

（2）产台右下角：弯盘1个，用于放置使用过的器械。物品和器械依次摆好后，与巡回者双人清点纱布、核对物品并记录，用无菌接生巾覆盖。

（3）双手放在胸前，准备接产。

（参考解释语）

王女士，无菌巾已经铺好了，注意身体不要随意挪动，手不能伸到无菌区，以免污染无菌区域，引起感染，如果感觉不舒服，请告诉我。

【操作流程图】

接产准备见图2-4。

洗手，戴口罩，准备用物，核对产妇，解释目的

↓

依序外阴擦洗、冲洗、消毒

↓

铺无菌巾：臀下-左右腿套-腹部

铺产台：打开产包、清点产包、整理用物
↓
接生

图 2-4　接产准备

【注意事项】

1. 外阴消毒的时间：初产妇宫口开全，经产妇宫口开大 4 cm，且宫缩有力时，应做接产准备，操作中应注意观察产程进展。

2. 用物准备要齐全，水温 38 ~ 41 ℃，不宜过高或过低，避免不适及烫伤。

3. 操作过程中注意遮挡和保暖，操作中注意观察产程进展和产妇的反应，与产妇保持交流，指导产妇宫缩时屏气用力。

4. 温开水冲洗前要将 1 个无菌干纱球置于产妇阴道口，防止冲洗液流入阴道。

5. 外阴消毒原则为由内向外，由上而下，由对侧到近侧。进行第 2 遍外阴消毒时，消毒范围不能超过第 1 遍范围，操作中注意无菌原则。

6. 所有冲洗物品均为消毒灭菌物品。每日更换 1 次，注明开启时间和日期并签名，严格无菌操作。准备物品时检查产包有无潮湿、松散等被污染的情况，如有污染，应立即更换。产包开启后有效期为 4 h。

7. 严格无菌操作，嘱产妇及陪产家属勿触摸无菌敷料和物品或污染无菌区。

8. 各临床医院具体的操作可能存在一定差异，不违反无菌原则即可。目前改进的外阴消毒技术如下：①采用 1 : 20 碘伏温水清洁，碘伏原液消毒。②单用聚维酮碘消毒会阴 3 遍。③用 0.5% 碘伏液棉球擦洗消毒 2 遍。④先用 0.1% 的碘伏冲洗外阴，再用 0.5% 的碘伏擦洗外阴两步消毒。⑤先用温水冲洗会阴，再用碘伏原液消毒。⑥单用醋酸氯已定溶液冲洗消毒。上述冲洗消毒操作顺序与常规的会阴消毒顺序一致。文献报道消毒效果无统计学差异，但改进的消毒技术步骤简便、有效，有望在临床上推广。

【操作评分标准】

产时外阴消毒技术操作评分标准见表 2-3。

表 2-3　产时外阴消毒技术操作评分标准

项目	操作要求	分值	考试评分	备注
操作前准备（20 分）	助产士着装符合要求，洗手、戴口罩	5		
	环境温度适宜，保护产妇隐私	5		
	用物准备：用物齐全、放置合理 提前预热新生儿辐射台，温度 28 ~ 30 ℃，备好新生儿襁褓	10		

续表 2–3

项目		操作要求	分值	考试评分	备注
评估（5 分）		产妇的心理状态及合作程度、产程进展情况、胎儿情况、会阴条件及接生时机正确	5		
操作步骤（65 分）	准备	核对产妇，解释目的、注意事项	5		
		产妇排空膀胱，取膀胱截石位	5		
	外阴擦洗、消毒	外阴擦洗、冲洗方法正确	10		
		外阴消毒方法正确	10		
		撤去便盆，更换臀下垫单	5		
	铺巾	接生者外科刷手、穿手术衣、戴无菌手套，打开产包正确，核对灭菌指示剂	5		
		铺无菌臀巾正确	10		
	整理产台	产台整理，摆放有序	5		
		用物齐全，清点无误并记录	5		
		双手放在胸前，准备接产	5		
整体评价（10 分）		操作熟练，手法正确，过程流畅	5		
		关爱产妇，沟通有效	5		
总分			100		

【选择题】

1. 关于外阴消毒，下列哪项错误　（　　）
   A. 用物准备要齐全，水温 38 ~ 41 ℃，不宜过高过低，避免不适和烫伤
   B. 操作过程中注意保暖
   C. 温开水冲洗前要将一个无菌干纱球置于产妇阴道口，防止冲洗液流入阴道
   D. 外阴冲洗和消毒原则为由外向内，由对侧到近侧，由上而下
   E. 进行第 2 遍外阴消毒时，消毒范围不能超过第 1 遍范围，操作中注意无菌原则
2. 外阴消毒的顺序，正确的是　（　　）
   A. 阴裂→小阴唇→大阴唇→阴阜→左右大腿内上 1/3→会阴体→肛门
   B. 大阴唇→小阴唇→阴阜→左右大腿内上 1/3→会阴→左右臀部
   C. 阴阜→小阴唇→大阴唇→左右大腿内上 1/3→会阴→左右臀部
   D. 左右大腿内上 1/3→小阴唇→大阴唇→阴阜→会阴体→肛门
   E. 左右臀部→小阴唇→大阴唇→阴阜→左右大腿内上 1/3→会阴体→肛门
3. 产包开启后有效期为　（　　）

A. 2 h　　B. 4 h
C. 6 h　　D. 12 h
E. 24 h

4. 关于整理产台，下列哪项不正确　（　　）
A. 准备物品时检查产包有无潮湿、松散等被污染的情况，如有污染，应立即更换
B. 接生者穿手术衣，戴无菌手套，检查产包内灭菌指示剂是否达到消毒标准
C. 按接产使用顺序在产台左上角依次由内向外摆放器械
D. 产台右下角置弯盘 1 个，用于放置使用过的器械
E. 叮嘱产妇挪动身体时，要用手固定好无菌巾，以防无菌巾脱落

5. 经产妇，G_3P_2，无难产史，孕 39^{+2} 周，3 h 前开始规律宫缩，急诊检查：宫缩持续 45 s，间歇 3 min，胎心 140 次/min，头先露，宫口开 4 cm，羊膜囊明显膨出，骨盆内诊正常，此时最恰当的处理是　（　　）
A. 急诊室留观　　B. 破膜后住院
C. 立即住院待产　　D. 急送产房消毒接生
E. 灌肠以促进产程，预防感染

【选择题答案】

1. D　2. A　3. B　4. E　5. D

【评判性思考】

1. 外阴冲洗时如何防止冲洗液浸湿衣服？
2. 如何交流，能让产妇放松情绪，更好地配合操作和处理？
3. 产包内有哪些物品，如何摆放更合理？
4. 无菌巾铺好后，产妇因宫缩疼痛身体扭动，导致无菌巾移位应如何处理？

（伍东红　张金燕）

项目四 会阴组织适度保护技术

【实验学时】

1 学时。

【实验类型】

技能型实验。

【学习目标】

1. 学会保护会阴的时间及方法。
2. 能协助胎头顺利娩出。
3. 能与产妇良好沟通,取得产妇的合作。

【实验目的】

指导产妇正确使用腹压,控制胎头娩出的速度。避免会阴严重裂伤。

【临床案例】

王××在做好接产准备半小时后,检查宫缩规律有力,持续 45 ~ 55 s,间歇期 1 ~ 2 min,产妇大汗淋漓,面容疲惫。宫缩时感腰腹酸胀,有排便感,肛门放松,阴道口见胎头拨露,胎心 115 次/min,胎头 S^{+3},应如何处理?

【实验准备】

同接产准备。

【操作步骤】

(一)操作前核对、评估、与患者沟通

1. 向产妇做好解释,以取得配合,胎儿胎位正常时选择自己感觉舒适的体位进行自主屏气用力,胎儿胎位异常时,根据具体情况给予指导。

2. 评估会阴条件:根据母儿实际情况考虑是否进行会阴切开术。

3. 做好接产准备:外阴清洁、消毒,铺巾和产台准备。

(参考解释语)

(我现在痛得厉害,怎么还没有生出来呀)您好,王女士,现在产程进展顺利,宫口开

全，已经可以看见胎头了，胎儿很快就能生出来了，您一定要跟我配合，我们继续努力啊。（好的）

（二）操作过程

1. 指导屏气用力：宫口开全后，宫缩时产妇自发用力或在助产士指导下用力，助产士及时反馈产妇用力是否正确。

方法：产妇一般取半坐卧位，双膝屈曲外展，双足蹬在产床上，双手握住产床上的把手，每次宫缩时，产妇先深吸气后屏气，然后紧闭双唇和声门，如排大便样向下用力，时间尽可能长久，也可中间短暂换气后再次屏气，每次宫缩屏气两次较好。宫缩间歇期，产妇自由呼吸并全身肌肉放松，安静休息，如此反复，以加速产程进展。

（参考解释语）

王女士，现在有宫缩了，深吸一口气，憋住气，像解大便样往下用力，用长力。好，换口气，憋住气，再用力，加油！您真棒！现在宫缩过去了，您张口哈气，放松。

2. 保护会阴：初产妇胎头拨露 3 ~4 cm 时，经产妇宫口近开全后会阴体膨隆紧张时，应开始保护会阴。以下两种方法二选一。

（1）传统会阴保护方法：接生者右肘支在产床上，右手拿 1 块治疗巾，拇指与其余四指分开，利用手指和手掌大鱼际肌力量在宫缩时托住会阴体，同时左手下压胎头枕部，帮助胎头俯屈，两手协调，在宫缩时共同控制胎头娩出的速度，宫缩间歇时保护会阴的手要放松，以免压迫过久，引起会阴水肿（图 2-5）。

（2）单手控制胎头速度保护会阴法：接产者用一只手的掌心接触胎头，在宫缩时适当控制胎头娩出速度，使会阴缓慢扩张，当胎头枕部在耻骨弓下露出时，宫缩期如宫缩强，应嘱产妇张口哈气以解除腹压，让产妇在宫缩间歇期稍向下屏气用力，左手协助胎头仰伸，使胎头缓慢娩出（图 2-6）。

会阴组织适度保护技术

（参考解释语）

王女士，现在胎头着冠啦，要控制胎头娩出的速度，宫缩时，张口哈气，别用力。宫缩过去了，好，深吸一口气，憋住气，往下用力，用长力。好，换口气，憋住气，再用力，很好……胎头出来了，好，张口哈气，休息一会儿。

3. 胎头娩出后，在等待胎肩娩出的过程中，若口鼻中有较多黏液流出，右手可协助轻轻挤压出新生儿鼻咽部的分泌物。

4. 检查有无脐绕颈，如有，可用手将脐带顺肩部推上或沿胎头滑下。若脐带绕颈过紧，立即用两把血管钳夹住一段脐带，从中间剪断，注意不要伤及胎儿颈部，脐带松解后再协助胎肩娩出。

5. 胎头娩出后耐心等待至少下一次宫缩，在胎头自然复位后，于胎儿下降过程中适度协助胎头外旋转，使其双肩径与骨盆前后径一致，之后助产士左手将胎儿颈部向下轻压，协助胎儿前肩自耻骨弓下先娩出，继之托胎颈向上，使后肩从会阴前缘缓缓娩出，有时胎头娩出后，胎肩随之娩出。若胎肩娩出过快，应适当控制娩出速度。

6. 双肩娩出后，松开保护会阴的手，双手协助胎体及下肢相继以侧位娩出。

7. 胎儿娩出后将聚血器置于产妇臀下以测量出血量。进行新生儿和产妇的进一步处理。

8. 整理用物,洗手、记录胎儿娩出时间及过程。

(参考解释语)

王女士,恭喜您生了个健康的男孩儿,看看您的宝贝,7 斤 6 两(3 800 g)。(谢谢你们)不用谢,您喝点红糖水吧。(好的)您好好休息,有什么不舒服的地方或者需要什么及时告诉我。(好的)

【操作流程图】

会阴组织适度保护技术见图 2-7。

洗手,戴口罩,准备用物,核对患者,解释目的

↓

指导产妇宫缩时使用腹压:宫缩时屏气,宫缩间歇期放松

↓

观察产程,适时保护会阴:
初产妇胎头拨露 3～4 cm 时,经产妇宫口近开全阴唇后联合紧张时,应开始保护会阴

↓

协助胎头娩出:宫缩间歇时使用腹压,使胎头缓慢娩出

↓

协助胎肩娩出:双肩娩出后,松开保护会阴的手,帮助胎体娩出

↓

评估出血量:聚血器置于产妇臀下以测量出血量

↓

进行新生儿和产妇的进一步处理

↓

产房留观,整理用物,洗手、记录胎儿娩出时间及过程

图 2-7　会阴组织适度保护技术

【注意事项】

1. 保护会阴的时机:胎头反复拨露,使阴唇后联合紧张时开始保护会阴,直至胎儿双肩娩出。

2. 控制胎头娩出的速度:当胎头着冠时,应在宫缩间歇时嘱产妇向下用力,控制胎头缓缓娩出,并特别注意保护会阴,防止裂伤。助产士保护会阴时,不可用手进入阴道进行扩张,或过早将手按压在会阴体上,防止产道和会阴体水肿,要轻轻用手接触扶持胎头,不可用手指直接用力挤压和揉捏胎头,防止头皮血肿与损伤。

3. 产妇自主用力,宫口开全后可以给产妇一个喘息的机会,应允许产妇休息恢复体

力，等产妇有自发性用力意向时才指导产妇向下屏气、用力。如产妇有过快、过大的呼吸，指导产妇深呼吸，以防过度换气导致呼吸性碱中毒。

4. 自然娩肩法：在所有的阴道产中，包括自然分娩和阴道助产中，耐心等待 1～2 min（至少 1 次自然宫缩），待胎肩完成内旋转下降，在宫缩的作用下自然娩出，是预防肩难产和新生儿产伤的重要助产方法，切忌在胎肩没有下降前牵拉用力。不可侧向加压牵拉胎儿颈部，预防新生儿损伤，如新生儿锁骨骨折等。

5. 操作中注意观察产程，与产妇及时有效沟通，及时给予指导、支持和鼓励，使产妇配合产程。

【操作评分标准】

会阴组织适度保护技术操作评分标准见表 2-4。

表 2-4　会阴组织适度保护技术操作评分标准

项目	操作要求	分值	考试评分	备注
操作前准备（20 分）	助产士着装符合要求，洗手、戴口罩	5		
	用物齐全、放置合理	5		
	室温 24～26 ℃。提前预热新生儿辐射台，温度 28～30 ℃，备好新生儿襁褓	5		
	产妇取膀胱截石位，外阴消毒、铺巾	5		
评估（10 分）	产妇的心理状态及合作程度	3		
	产程进展情况、胎儿情况	2		
	会阴条件及接生时机正确	5		
操作步骤（60 分）	解释目的、注意事项，取得配合	5		
	指导屏气用力正确	5		
	观察产程，适时保护会阴	10		
	协助胎头娩出正确	10		
	协助胎肩娩出正确	10		
	协助胎体娩出正确	5		
	正确评估出血量、如有软产道裂伤及时缝合	5		
	整理用物、产床	5		
	洗手、记录胎儿娩出时间及过程	5		
操作后评价（10 分）	操作熟练，手法正确，过程流畅	5		
	关爱产妇，沟通有效	5		
总分		100		

【选择题】

1. 保护会阴的时机是 ( )
   A. 初产妇宫口开大 3 ~4 cm
   B. 宫口开大 6 cm
   C. 初产妇宫口开全
   D. 初产妇胎头拨露 3 ~4 cm
   E. 经产妇胎头拨露 3 ~4 cm
2. 关于保护会阴,错误的是 ( )
   A. 宫缩向下屏气用力,使胎头自然娩出
   B. 宫缩间歇期向下屏气用力,使胎头自然娩出
   C. 预防肩难产和新生儿产伤的重要助产方法是耐心等待 1 ~2 min(至少 1 次自然宫缩),待胎肩完成内旋转下降,在宫缩的作用下自然娩出
   D. 传统会阴保护方法在双肩娩出后才可松开保护会阴的手
   E. 保护会阴的关键是控制胎头娩出速度
3. 初产妇,第二产程,何时开始保护会阴 ( )
   A. 宫口开全时
   B. 胎头拨露使会阴紧张时
   C. 胎头着冠时
   D. 胎头仰伸时
   E. 阴道口见胎头时
4. 保护会阴的要领不包括 ( )
   A. 防止胎头、胎肩急速娩出,应给会阴充分的扩张时间
   B. 要使胎头以最小径线在宫缩间歇时缓慢通过阴道口
   C. 使胎头、胎肩随骨盆轴和软产道方向娩出
   D. 胎头娩出时可松开保护会阴的手
   E. 控制胎头娩出的速度并在宫缩间歇时娩出
5. 助产时下列正确的是 ( )
   A. 宫缩间歇时保护会阴部,宫缩时放松
   B. 应在宫缩时娩出胎头
   C. 胎头娩出时,宫缩时嘱产妇哈气,左手控制胎头娩出的速度,右手轻托会阴体部
   D. 娩出胎头时,左手自鼻根向下方挤压,挤出口鼻内黏液和羊水,右手不必保护
   E. 胎头娩出后应立即牵拉胎儿颈部,帮助胎肩娩出

【选择题答案】

1. D　2. A　3. B　4. D　5. C

【评判性思考】

1. 如果产妇分娩时是手膝位,应该如何保护会阴协助胎儿娩出?
2. 简述保护会阴的时机和方法。
3. 阐述枕前位的分娩机制。
4. 操作时是否有良好的沟通和交流?是否尊重和关爱产妇?

(伍东红　张金燕)

项目五　非药物镇痛技术(拉玛泽呼吸技术)

【实验学时】

2 学时。

【实验类型】

技能型实验。

【学习目标】

学会拉玛泽呼吸法技巧,并能指导待产妇正确使用。

【实验目的】

缓解待产妇疼痛,减轻焦虑

【临床案例】

待产妇王××,女,26 岁。因“停经 39^{+2} 周,见红 15 h 伴下腹痛 4 h”为主诉入院,入院诊断:①临产;②G_1P_0,孕 39^{+2} 周,头先露。待产妇末次月经 2018 年 5 月 3 日,预产期 2019 年 2 月 10 日。体格检查:宫高 34 cm,腹围 100 cm,宫缩 40 s,间歇 5 ~ 6 min,胎心 140 次/min,胎膜未破,宫口开大 1 cm。

【实验准备】

1. 助产士准备:着装整洁,洗手。
2. 用物准备:沙发/靠背凳/床,保暖用品,音响(必要时)。
3. 待产妇准备:嘱排空膀胱,舒适体位。

【操作步骤】

(一)操作前核对、评估、与待产妇沟通

1. 核对待产妇的姓名、床号、孕周等信息。
2. 评估待产妇胎方位,宫缩情况和疼痛部位、程度,以及自理能力、合作程度及耐受力。
3. 评估周围环境、温度等情况。

（参考解释语）

您好，能告诉我您的床号和姓名吗？（1 床，王××）王女士，为了缓解您的不适，现在指导您使用呼吸调节宫缩，以减轻您的疼痛，促进产程，请您配合一下好吗？您需要去卫生间吗？还有别的需要吗？（没有）好的，请您稍候，我去准备一下马上过来。

（二）操作过程

1. 嘱待产妇排空膀胱。

2. 遮挡，保护待产妇隐私，保持环境安静，可放轻松音乐，协助待产妇取舒适体位。

（参考解释语）

王女士，您不用紧张，我先做示范，您跟着我一起练习。

3. 配合要点：告知待产妇不同呼吸方式的使用时机及配合要点。

（1）廓清式呼吸

时机：每次宫缩前后。

方法：操作者指导待产妇眼睛注视一焦点，用鼻子慢慢吸气至腹部，坚持 5 ~8 s，然后用嘴唇像吹蜡烛一样慢慢呼气，在 5 ~8 s 吐完。

（2）浅而慢的加速呼吸

时机：加速阶段，宫口开大 4 ~8 cm 时。

方法：由鼻孔吸气，由口吐气，随子宫收缩的增强而加速呼吸，随子宫收缩减慢而减缓呼吸。

（3）浅的呼吸

时机：在宫缩强且频率高，宫口开大 8 ~10 cm 时。

方法：微张嘴吸吐（发出嘻嘻嘻音），保持高位呼吸，在喉咙处发音，呼吸速度依宫缩强度而调整，吸和吐的气量一样，避免换气过度，连续 4 ~6 个快速吸吐再大力吐气，重复至宫缩结束。

（4）闭气用力运动

时机：宫口开全。

方法：平躺地板上，两脚抬高放椅子上或沙发上，臂部尽量移到椅子边缘，两膝屈曲，两腿分开，手握住椅子的脚。大口吸气后憋气，往下用力。头略抬起向肚脐看，下巴向前缩。尽可能憋气 20 ~30 s，吐气后马上再憋气用力直到收缩结束。

（5）哈气运动

时机：不能用力，却又不由自主想用力时；在子宫颈未完全扩张而有强烈的便意感并想用力，此时可用哈气运动，以避免造成子宫颈水肿。

方法：嘴巴张开，像喘息式的急促呼吸。全身放松。

4. 记录：记录呼吸指导时间及效果。

王女士，基本的呼吸方法，您都已经学会了，如果有需要请及时按呼叫器叫我，我也会经常来看您的，谢谢您的配合。

【操作流程图】

非药物镇痛技术(拉玛泽呼吸技术)见图 2-8。

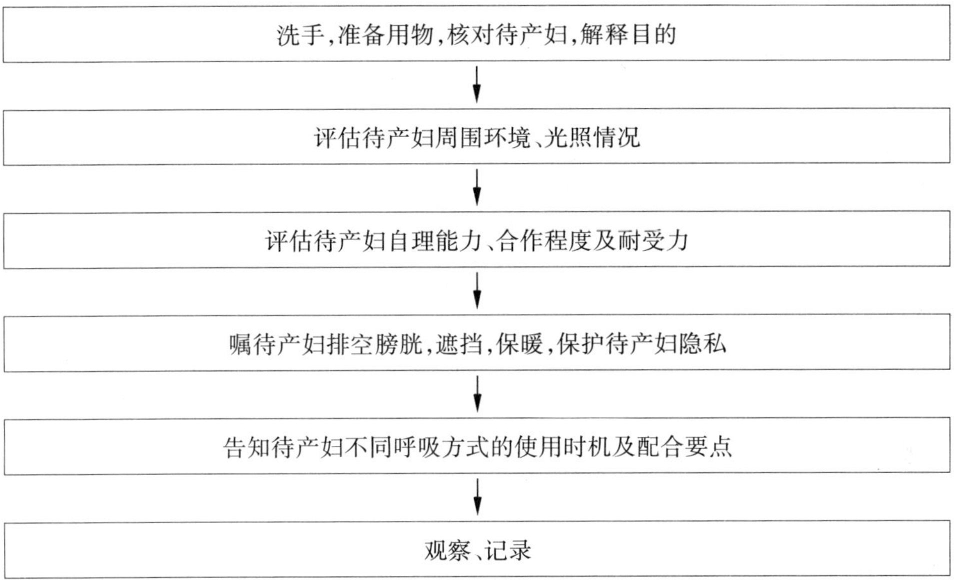

图 2-8　非药物镇痛技术(拉玛泽呼吸技术)

【注意事项】

1. 吸气及吐气量必须一致,避免过度换气,以免过度通气、换气导致碱中毒。
2. 每项呼吸运动前后均需做廓清式呼吸。
3. 闭气运动练习时只需模拟即可,注意不要真的往下用力。
4. 配合呼吸,放松身体。移走危险及可能发出声响影响待产妇放松的物品。

【操作评分标准】

拉玛泽呼吸技术操作评分标准见表 2-5。

表 2-5　拉玛泽呼吸技术操作评分标准

项目	操作要求	分值	考试评分	备注
操作前准备(30 分)	助产士准备:着装整洁、洗手	5		
	用物准备:用物齐全、放置合理	5		
	评估待产妇的一般情况、宫缩、疼痛、心理状态,合作及耐受程度	5		
	评估周围环境	5		
	正确核对待产妇,给待产妇解释目的、注意事项	5		
	协助待产妇取舒适体位、保护隐私、注意保暖	5		

续表 2–5

<table>
<tr><th colspan="2">项目</th><th>操作要求</th><th>分值</th><th>考试评分</th><th>备注</th></tr>
<tr><td rowspan="15">操作步骤（60 分）</td><td>准备</td><td>使用时机:每次宫缩前后</td><td>2</td><td></td><td></td></tr>
<tr><td rowspan="2">廓清式呼吸</td><td>操作要点:操作者指导待产妇眼睛注视一焦点,用鼻子慢慢吸气至腹部,坚持 5 ~ 8 s,然后用嘴唇像吹蜡烛一样慢慢呼气,在 5 ~ 8 s 吐完</td><td>8</td><td></td><td></td></tr>
<tr><td>使用时机:加速阶段宫口开大 4 ~ 8 cm</td><td>2</td><td></td><td></td></tr>
<tr><td rowspan="2">浅而慢的加速呼吸</td><td>操作要点:由鼻孔吸气,由口吐气,随子宫收缩增强而加速呼吸,随子宫收缩减慢而减缓呼吸</td><td>8</td><td></td><td></td></tr>
<tr><td>使用时机:在宫缩强且频率高,宫口开大 8 ~ 10 cm</td><td>2</td><td></td><td></td></tr>
<tr><td rowspan="2">浅的呼吸</td><td>操作要点:微张嘴吸吐(发出嘻嘻嘻音),保持高位呼吸,在喉咙处发音,呼吸速度依宫缩强度而调整,吸和吐的气量一样,避免过度换气,连续 4 ~ 6 个快速吸吐再大力吐气,重复至宫缩结束</td><td>8</td><td></td><td></td></tr>
<tr><td>使用时机:宫口开全</td><td>2</td><td></td><td></td></tr>
<tr><td>闭气用力运动</td><td>操作要点:平躺地板上,两脚抬高放椅子上或沙发上,臂部尽量移到椅子边缘,两膝屈曲,两腿分开,手握住椅子的脚。大口吸气后憋气,往下用力。头略抬起向肚脐看,下巴向前缩。尽可能憋气 20 ~ 30 s,吐气后马上再憋气用力直到收缩结束</td><td>8</td><td></td><td></td></tr>
<tr><td rowspan="2">哈气运动</td><td>使用时机:不能用力,却又不由自主想用力时;在子宫颈未完全扩张而有强烈的便意感并想用力,此时可用哈气运动,以避免造成子宫颈水肿</td><td>2</td><td></td><td></td></tr>
<tr><td>操作要点:嘴巴张开,像喘息式的急促呼吸。全身放松</td><td>8</td><td></td><td></td></tr>
<tr><td rowspan="2">终末处置</td><td>整理用物,整理床单位</td><td>5</td><td></td><td></td></tr>
<tr><td>记录</td><td>5</td><td></td><td></td></tr>
<tr><td colspan="2" rowspan="2">整体评价（10 分）</td><td>态度和蔼,与待产妇/家属沟通及时有效。健康指导或回答问题正确</td><td>5</td><td></td><td></td></tr>
<tr><td>动作轻巧、准确,操作熟练、规范,符合原则</td><td>5</td><td></td><td></td></tr>
<tr><td colspan="2">总分</td><td></td><td>100</td><td></td><td></td></tr>
</table>

【选择题】

1. 拉玛泽呼吸减痛技巧错误的是　(　　)
   A. 廓清式呼吸　B. 浅而慢的加速呼吸
   C. 闭气用力　D. 笑气呼吸
2. 拉玛泽呼吸减痛技术中呼吸方式的使用时机错误的是　(　　)
   A. 廓清式呼吸:每次宫缩前后
   B. 浅而慢的加速呼吸:加速阶段,宫口开大 4 ~8 cm
   C. 哈气运动:在宫缩强且频率高,宫口开大 8 ~10 cm 时
   D. 闭气用力运动:宫口开全

【选择题答案】

1. D　2. C

【评判性思考】

1. 请叙述拉玛泽呼吸法中廓清式呼吸使用的时机?
2. 如何有效指导待产妇配合使用拉玛泽呼吸法?

(李晓燕)

模块三　产褥期妇女的护理

项目一　子宫复旧评估技术

【实验学时】

1学时。

【实验类型】

技能型实验。

【学习目标】

1. 能正确进行子宫复旧评估。
2. 能根据宫缩及恶露性质判断子宫复旧情况。

【实验目的】

观察子宫复旧及恶露情况,及时发现产后出血及子宫复旧不良等情况。

【临床案例】

王××,26岁,孕40周,G_1P_0,经阴道分娩一男活婴,体重3.4 kg,身长50 cm,产时出血200 mL,产后入观察室。遵医嘱为该产妇评估子宫复旧情况。

【实验准备】

1. 护士准备:着装整齐、修剪指甲、洗手并温暖双手。
2. 用物准备:会阴护理垫、计量器、手消毒液、软尺,必要时备屏风等。
3. 环境准备:关闭门窗、调节室温,注意隐私保护,必要时屏风遮挡。
4. 产妇准备:知晓操作目的及注意事项。排空膀胱,取平卧位。

【操作步骤】

(一)操作前核对、评估、与患者沟通

1. 核对医嘱及产妇身份信息。
2. 调节室内温度,评估产妇分娩方式、分娩时间、新生儿体重。观察产妇一般情况、精神状态等。
3. 解释操作目的使其放松,以取得配合。

（参考解释语）

您好，我是您的责任护士张××，请问您叫什么名字？（我叫王××）您好，王女士，祝贺您顺利分娩，您刚分娩不久，一定很累吧，有没有心慌、胸闷等不舒服？（没有）您吃了东西没有？（已经喝了点能量饮料了）您需要去卫生间吗？（刚去过）

（二）操作过程

1. 协助患者取平卧位。

2. 协助脱对侧裤腿盖于近侧腿上，对侧盖上被子。嘱双腿屈曲分开，置会阴垫于臀下。

3. 温暖双手后按摩子宫。确定子宫底位置，了解子宫收缩情况。手掌尺侧向下向前按压子宫底，观察宫缩情况以及恶露的量、色、气味等。按摩时一只手拇指在前，其余四指在后握住宫底并压迫，均匀而有节律的按摩子宫，间断用力挤出宫腔内积血（图 3-1）。

单手按摩子宫法

4. 按摩动作不宜太多，一般 3～5 次，时间 5 min 左右为宜。

（参考解释语）

王女士，请您平躺，我会协助您脱去裤子，盖上被子。请您屈曲双腿并外展，稍抬臀部，我给您垫上会阴垫。好的，现在我需要为您按摩子宫，了解您的子宫复旧及出血情况。按摩的时候会有点疼痛，那是因为按压及刺激子宫收缩的原因。请您配合一下好吗？

5. 测量宫底高度：以软尺测量耻骨联合上缘距子宫底的距离。

6. 观察阴道出血的颜色、有无血块，评估出血量。

7. 询问情况，倾听产妇主诉。

8. 协助更换会阴垫，穿好衣裤。

9. 协助取舒适体位，整理床单位。

（参考解释语）

王女士，请您缓慢呼吸，尽量放松腹部，您看，下腹部这个硬球就是收缩良好的子宫了，按摩的时候需要有一定的力度，才能刺激子宫收缩，我向下压时您可以缓慢吸气，我会尽量减轻您的疼痛和不适感。您看这样可以吗？（还好）母乳喂养时宝宝的吸吮也可以促进子宫收缩，有利于恶露排出和子宫复旧。如有任何需要，请按床旁呼叫器，我也会经常来看您的。谢谢您的配合！

10. 整理用物洗手，记录子宫收缩情况、宫底高度、阴道出血量、颜色，是否排尿等。

【操作流程图】

子宫复旧评估技术见图 3-2。

洗手，戴口罩，准备用物，核对产妇，解释目的

↓

调节室内温度，产妇取平卧位

↓

协助摆体位，臀下置会阴垫

↓

按摩子宫

↓

观察子宫收缩及阴道出血情况

↓

测量宫底高度

↓

讲解注意事项

↓

整理用物、洗手、记录

图 3-2　子宫复旧评估技术

【注意事项】

1. 产后 2 h，每 15 min 检查一次宫缩、宫底高度、阴道出血情况。

2. 注意观察生命体征、排尿及排便情况，督促产后 4 h 内及时排尿，以免尿潴留影响子宫收缩。

3. 按摩子宫前，应协助产妇排空膀胱，必要时行导尿术。按摩的手法应正确，用力要均匀。

4. 若发现恶露时间过长、量多或有异味，应及时报告医生明确原因，不可盲目按压。

5. 产褥期每天在同一时间观察子宫底高度。

【操作评分标准】

子宫复旧评估技术操作评分标准见表 3-1。

表 3-1　子宫复旧评估技术操作评分标准

项目	操作要求	分值	考试评分	备注
操作前准备（10 分）	护士准备：着装整洁、洗手、戴口罩	5		
	用物准备：用物齐全、放置合理	5		
评估（10 分）	产妇分娩方式、分娩时间、新生儿体重	3		
	产妇一般情况，生命体征，产妇的心理状态及合作程度	5		
	环境温度、隐私保护	2		

续表 3-1

项目		操作要求	分值	考试评分	备注
操作步骤（70分）	准备	正确核对产妇，解释目的、注意事项	4		
		协助产妇取舒适体位	3		
		根据需要暴露大腿、会阴、腹部	5		
		臀下垫会阴垫	3		
	按摩前	了解排尿及膀胱充盈情况	5		
		温暖双手	5		
		确定子宫底部	5		
	子宫按摩	按摩子宫使其收缩	3		
		手掌尺侧向下向前按压子宫底	5		
		观察宫缩情况以及恶露的量、色、气味等	3		
		一只手拇指在前，其余四指在后握住宫底并压迫，均匀而有节律地按摩子宫，间断用力挤出宫腔内积血	5		
		测量宫底高度，评估出血量	4		
	与产妇沟通	观察产妇表情，与其交流	5		
		安抚、认同疼痛感	5		
		讲解母乳喂养对子宫复旧的影响	5		
	终末处置	协助更换会阴垫、穿好衣裤、舒适体位	2		
		整理用物，整理床单位，洗手、记录	3		
整体评价（10分）		操作熟练、手法正确	3		
		产妇感觉安全：未因按压的疼痛、不适等影响情绪、引起恐惧	3		
		产妇能说出子宫按摩的目的，并能接受	2		
		语言清晰，健康指导正确	2		
总分			100		

【选择题】

1. 按摩子宫的方法有 （ ）

A. 腹壁单手按摩子宫法

B. 腹壁双手按摩子宫

C. 腹壁-阴道双手按摩子宫法

D. 按摩至子宫恢复正常收缩,并能保持收缩状态为止

E. 以上都是

2. 以下关于恶露的描述,正确的是 (　　)

A. 血性恶露持续 1 ~2 周

B. 白色恶露,持续 7 ~10 d

C. 浆液性恶露约持续 2 周

D. 正常的产妇恶露一般需要 2 ~4 周

E. 血性恶露含有大量血液、坏死蜕膜组织、细菌等

【选择题答案】

1. E　2. C

【评判性思考】

1. 若护士在产妇产后交接班,应从哪些方面进行交接?

2. 如何判断恶露是否正常?

3. 子宫复旧不良应如何处理?

(杨　凯)

项目二　会阴护理技术

【实验学时】

2 学时。

【实验类型】

技能型实验。

【学习目标】

1. 能够识别会阴及伤口的异常表现及异常恶露。
2. 能正确进行会阴护理。

【实验目的】

观察会阴、伤口及恶露情况;清洁会阴,保持局部干净舒适,预防感染。

【临床案例】

王××,26 岁,阴道分娩产后第 1 天,会阴Ⅰ°裂伤,可吸收缝线内缝数针,宫缩好,阴道出血少于月经量,遵医嘱为该产妇进行会阴护理。

【实验准备】

1. 护士准备:着装整齐、洗手、修剪指甲,戴口罩。
2. 用物准备:会阴垫,无菌手套,消毒液、外阴擦洗盘(内有无菌持物钳、消毒碗、弯盘、镊子、无菌棉球等)。
3. 环境准备:关闭门窗、调节室温,注意隐私保护,必要时屏风遮挡。
4. 产妇准备:知晓操作目的及注意事项。排空膀胱,取平卧位。

【操作步骤】

(一)操作前核对、评估、与患者沟通

1. 核对医嘱及产妇身份信息。
2. 调节室内温度,评估产妇分娩方式、分娩时间、恶露情况、会阴情况(有无裂伤、肿胀)、有无留置尿管。观察产妇一般情况、精神状态等。
3. 解释操作目的使其放松,以取得配合。

（参考解释语）

您好，我是您的责任护士张××，请问您叫什么名字？（我叫王××）您好，王女士，今天是您分娩后第1天，我需要给您清洁会阴，并查看会阴伤口和恶露的情况。您需要先去卫生间排尿。（好的）

（二）操作过程

1. 协助患者取平卧位。

2. 协助脱对侧裤腿盖于近侧腿上，对侧盖上被子。嘱双腿屈曲分开，置会阴垫于臀下。

3. 温暖双手后按摩子宫，观察子宫收缩情况及恶露的色、量。

4. 按照无菌技术操作原则，取吉尔碘棉球，按照顺序擦洗外阴。

5. 擦洗顺序

（1）第1遍，自上而下，由内而外，擦洗会阴。顺序为：前庭→对侧小、大阴唇→近侧小、大阴唇→伤口→两侧臀部及肛周，更换镊子。

（2）第2遍：由内向外，或以伤口为中心擦洗。会阴部有伤口的先擦洗伤口，有尿管者先擦洗尿道口。

（参考解释语）

王女士，请您平躺，我会协助您脱去裤子，盖上被子。请您屈曲双腿并外展，稍抬臀部，我给您垫上会阴垫。（好的）现在我需要为您进行会阴部护理，了解您恶露情况及伤口情况。因为是消毒棉球，会稍微有点凉，会阴部有伤口又比较敏感，我会轻轻的，以减轻您的不适，您有什么需要就告诉我好吗？（好的）

6. 根据会阴情况增加擦洗的次数，直至擦净。

7. 擦洗时，更换部位时需重新更换棉球，最后擦洗肛周。

8. 观察阴道出血的颜色、有无血块，评估出血量。

9. 操作中注意倾听产妇主诉，操作完毕协助更换会阴垫，穿好衣裤。

10. 协助取舒适体位，整理床单元。

（参考解释语）

王女士，会阴护理已经做完了，您的伤口没有发红肿胀，恶露也正常，您需要注意保持会阴清洁，勤换会阴垫，预防感染。注意及时排尿，避免发生尿潴留而影响子宫收缩，保持大便通畅，避免用力排便导致伤口裂开。如有任何需要，请按床旁呼叫器，我也会经常来看您的。谢谢您的配合。

11. 整理用物，洗手，记录执行时间及会阴伤口有无红、肿、热、痛，分泌物颜色、有无异味等。

【操作流程图】

会阴护理技术见图3-3。

洗手，戴口罩，准备用物，核对产妇，解释目的

↓

调节室内温度，产妇取平卧位

↓

协助摆体位，臀下置会阴垫

↓

观察子宫收缩及恶露情况

↓

按顺序进行会阴擦洗护理

↓

讲解注意事项

↓

整理用物、洗手、记录

图 3-3　会阴护理技术

【注意事项】

1. 注意保暖和遮挡，注意和产妇沟通。
2. 擦洗时按自上而下，由内而外的顺序，不可颠倒或反复。
3. 会阴部如有伤口，应以伤口为中心向外擦洗。
4. 擦过肛门的棉球和镊子不可再用。
5. 注意会阴伤口及恶露情况，如异常应及时报告医生给予相应处理。
6. 指导产妇保持大小便通畅及会阴自我护理的方法。

【操作评分标准】

会阴护理技术操作评分标准见表 3-2。

表 3-2　会阴护理技术操作评分标准

项目	操作要求	分值	考试评分	备注
操作前准备（10 分）	护士准备：着装整洁、洗手、戴口罩	5		
	用物准备：用物齐全、放置合理	5		
评估（10 分）	评估产妇分娩方式、分娩时间、恶露情况、会阴情况、有无留置尿管	3		
	产妇一般情况，生命体征、心理状态及合作程度	5		
	环境温度、隐私保护	2		

续表 3-2

项目		操作要求	分值	考试评分	备注
操作步骤（70 分）	准备	正确核对产妇，解释目的、注意事项	4		
		协助产妇取舒适体位	3		
		根据需要展露大腿、会阴、腹部	5		
		臀下垫会阴垫	3		
	护理前	观察子宫收缩及恶露情况	5		
		观察会阴情况	5		
	会阴护理	第 1 遍，自上而下，由内而外，擦洗会阴。顺序为：前庭→对侧小、大阴唇→近侧小、大阴唇→伤口→两侧臀部及肛周，更换镊子	5		
		第 2 遍：由内向外，或以伤口为中心擦洗。会阴部有伤口的先擦洗伤口，有尿管者先擦洗尿道口	5		
		根据会阴情况增加擦洗的次数，直至擦净	5		
		擦洗时，每一部位均需重新更换棉球，最后擦洗肛周	5		
		会阴部有侧切口者，协助取健侧卧位	5		
	与产妇沟通	观察产妇表情，与其交流	5		
		安抚产妇情绪	5		
		指导产妇会阴自我护理的方法	5		
	终末处置	协助更换会阴垫、穿好衣裤	1		
		协助取舒适体位	1		
		整理用物，整理床单位	1		
		终末处置，洗手、记录	2		
操作后评价（10 分）		操作熟练、手法正确	3		
		产妇感觉安全：未因会阴伤口的疼痛、不适等影响情绪、引起恐惧	3		
		产妇能说出会阴护理的目的，并能接受	2		
		语言清晰，健康指导正确	2		
总分			100		

【选择题】

1. 关于会阴擦洗,正确的是 （　　）
   A. 自上而下,由内而外
   B. 由内向外,或以伤口为中心擦洗
   C. 会阴部有伤口的先擦洗伤口,有尿管者先擦洗尿道口
   D. 每一部位均需重新更换棉球,最后擦洗肛周
   E. 以上都对
2. 第 1 遍会阴擦洗的顺序正确的是 （　　）
   A. 前庭→对侧小、大阴唇→近侧小、大阴唇→伤口→两侧臀部及肛周
   B. 伤口→前庭→对侧大、小阴唇→近侧大小阴唇→两侧臀部及肛周
   C. 对侧大、小阴唇→前庭→近侧大小阴唇→伤口→两侧臀部及肛周
   D. 近侧大小阴唇→前庭→对侧大、小阴唇→伤口→两侧臀部及肛周
   E. 前庭→近侧小、大阴唇→对侧小、大阴唇→伤口→两侧臀部及肛周

【选择题答案】

1. E　2. A

【评判性思考】

1. 会阴部护理时发现哪些异常情况需及时报告医生?
2. 无会阴伤口,有留置尿管时,应该如何进行会阴部护理?

（杨　凯）

项目三 剖宫产伤口护理技术

【实验学时】

1 学时。

【实验类型】

技能型实验。

【学习目标】

1. 能正确进行剖宫产伤口护理。
2. 知晓剖宫产术后的注意事项。

【实验目的】

观察伤口愈合情况,预防伤口感染。

【临床案例】

李××,26 岁,剖宫产术后第 3 天,BP 105/68 mmHg,P 95 次/min,腹部无菌敷料覆盖伤口,尿管已拔除,请遵医嘱为该产妇进行伤口护理。

【实验准备】

1. 护士准备:着装整齐、洗手、修剪指甲,戴口罩、帽子。
2. 用物准备:无菌手套、换药包、0.5% 聚维酮碘消毒液、生理盐水、腹部敷料。
3. 环境准备:关闭门窗、调节室温,必要时屏风遮挡,注意隐私保护。
4. 产妇准备:解释操作目的及注意事项。嘱排空膀胱,取平卧位。

【操作步骤】

(一)操作前核对、评估、与患者沟通

1. 核对医嘱及产妇身份信息。

2. 调节室内温度,评估产妇精神状态、营养状况、合作程度及耐受力。观察产妇一般情况,评估产时出血量与产妇实际情况:是否有隐性出血、皮下血肿等。

3. 解释操作目的使其放松,以取得配合。

（参考解释语）

您好，我是您的责任护士张××，请问您叫什么名字？（我叫李××）您好，李女士，今天您剖宫产分娩后第3天，为了观察伤口情况、避免感染，需要换药，以促进伤口恢复。（好的）您需要去卫生间吗？（不需要）

（二）操作过程

1. 协助产妇取舒适仰卧位，盖上被子或浴巾注意保暖，暴露腹部伤口部位，保护隐私。

2. 检查子宫收缩是否具体，观察恶露情况。

3. 揭下切口敷料。若敷料粘在切口上，用生理盐水浸湿敷料后再用镊子轻轻移除，避免机械性皮肤损伤。撕粘贴胶布时可用一只手轻按皮肤，另一只手缓慢以水平方向轻拉。观察胶布粘贴处是否有过敏或水疱。

4. 观察切口愈合情况，确认是否有红、肿、热、痛，有无渗血及渗液等。戴无菌手套轻触伤口，评估有无肿物硬结等。

5. 以生理盐水纱布清洁切口，以切口为中心开始皮肤清洁，由内向外，范围距切口大于5 cm，注意无菌原则，勿跨越无菌区。

6. 消毒：以0.5%聚维酮碘消毒液以切口为中心开始皮肤消毒，由内向外，范围距切口大于5 cm，注意无菌原则，勿跨越无菌区。

7. 同法消毒两遍后，用无菌腹部敷料覆盖伤口。

（参考解释语）

李女士，请您平躺，我会协助您暴露腹部伤口部位，这样方便换药，您这样感觉冷吗？（不冷）因为是消毒棉球，会稍微有点凉，我会轻轻的，以减轻您的不适，您有什么需要就告诉我好吗？（好的）

8. 操作中注意倾听产妇主诉，操作完毕协助更换会阴垫，穿好衣裤。

9. 协助取舒适体位，整理床单元。

（参考解释语）

李女士，您的伤口已经护理完毕了，没有发红肿胀的情况，体温也正常。您需要注意保持伤口清洁干燥，勤换内衣裤，预防感染。注意适当活动并保持大小便通畅，预防血栓的发生。我会定时过来观察您的伤口及皮肤情况，如有任何需要，请按床旁呼叫器，我们会及时帮助您的。谢谢您的配合！

10. 整理用物，洗手，记录切口愈合情况。

11. 指导产妇

（1）指导产妇用适当的方式转移注意力以减轻腹部伤口及宫缩的疼痛。

（2）指导产妇尽早下床活动，预防血栓的发生。

（3）指导产妇保持腹部切口的清洁干燥，有利于伤口的恢复。

【操作流程图】

剖宫产伤口护理技术见图3-4。

洗手，戴口罩，准备用物，核对产妇，解释目的

↓

调节室内温度，产妇取平卧位

↓

暴露伤口，注意保暖

↓

观察子宫收缩

↓

观察评估伤口情况

↓

按照无菌技术操作原则进行伤口护理

↓

讲解注意事项

↓

整理用物、洗手、记录

图3-4　剖宫产伤口护理技术

【注意事项】

1. 严格遵守无菌操作技术。
2. 预防胶布所致的机械性损伤，粘贴胶布方向应与肌肉走向垂直。
3. 观察胶布处是否有过敏或水疱。
4. 如怀疑伤口感染，应及时报告医生进行处理，必要时遵医嘱做伤口分泌物培养。

【操作评分标准】

剖宫产伤口护理技术操作评分标准见表3-3。

表 3-3　剖宫产伤口护理技术操作评分标准

项目		操作要求	分值	考试评分	备注
操作前准备（10 分）		护士准备：着装整洁、洗手、戴口罩	5		
		用物准备：用物齐全、放置合理	5		
评估（10 分）		评估产妇精神状态、营养状况及耐受力，有无留置尿管	3		
		产妇一般情况，生命体征，产妇的心理状态及合作程度	5		
		环境温度、隐私保护	2		
操作步骤（70 分）	准备	正确核对产妇，解释目的、注意事项	5		
		协助产妇取舒适体位，根据需要暴露腹部伤口	5		
	伤口评估	观察子宫收缩并按压宫底，观察恶露情况	5		
		去除敷料时应避免机械性皮肤损伤	5		
		评估伤口愈合情况，有无渗液、红肿、硬结	5		
	会阴护理	按无菌原则戴无菌手套	5		
		清洁伤口，以生理盐水纱布清洁，以切口为中心开始皮肤消毒，由内向外，范围距切口大于 5 cm，注意无菌原则，勿跨越无菌区	5		
		消毒：以 0.5% 聚维酮碘消毒液以切口为中心开始皮肤消毒，由内向外，范围距切口大于 5 cm，注意无菌原则，勿跨越无菌区	5		
		同法消毒 2 遍后，用无菌腹部敷料覆盖伤口	5		
	与产妇沟通	观察产妇表情，与其交流	5		
		指导产妇自我护理的方法	5		
	终末处置	协助更换会阴垫、穿好衣裤、取舒适体位	5		
		整理用物，整理床单位	5		
		终末处置，洗手、记录	5		
整体评价（10 分）		操作熟练、手法正确，健康指导正确	5		
		沟通有效，产妇情绪稳定	5		
总分			100		

【选择题】

1. 剖宫产术后伤口护理时,伤口消毒方法正确的是 ( )
   A. 以切口为中心开始皮肤消毒　　B. 由内向外
   C. 范围距切口大于 5 cm　　D. 注意无菌原则,勿跨越无菌区
   E. 以上都对
2. 剖宫产伤口护理前的评估错误的是 ( )
   A. 用手轻触伤口,评估有无肿物硬结等
   B. 观察胶布粘贴处是否有过敏或水疱
   C. 观察切口愈合情况,确认是否有红、肿、热、痛,有无渗血及渗液等
   D. 检查子宫收缩是否具体
   E. 观察恶露情况

【选择题答案】

1. E　2. A

【评判性思考】

1. 对于肥胖产妇,伤口护理应注意什么?
2. 产妇惧怕切口疼痛,不愿下床活动,应如何预防血栓发生?
3. 剖宫产术后产妇,母乳喂养时应注意什么?

（杨　凯）

项目四　产后康复运动指导

【实验学时】

2学时。

【实验类型】

技能型实验。

【学习目标】

1. 能掌握产后康复运动的方法。
2. 能正确进行产后康复运动的指导。

【实验目的】

提高盆底肌收缩力，预防盆底疾病的发生。

【临床案例】

王××，26岁，阴道分娩后第2天。请遵医嘱为产妇进行产后康复运动指导。

【实验准备】

1. 护士准备：着装整齐、洗手、修剪指甲，戴口罩、帽子。
2. 用物准备：较硬的床垫或瑜伽垫。
3. 环境准备：关闭门窗、调节室温，注意隐私保护，必要时屏风遮挡。
4. 产妇准备：知晓操作目的，排空膀胱。

【操作步骤】

（一）操作前核对、评估、与患者沟通

1. 核对医嘱及产妇身份信息。

2. 调节室内温度，评估产妇精神心理状态、配合程度，评估产妇自理能力、耐受力及有无异常情况。

3. 解释操作目的使其放松，以取得配合。

4. 评估环境：环境是否安全、安静、温度是否适宜。

（参考解释语）

您好，我是您的责任护士张××，请问您叫什么名字？（我叫王××）您好，王女士，今天是您分娩后第2天，为了促进腹壁、盆底肌肉张力的恢复，需要指导您进行产后康复运动，您需要去卫生间吗？（刚去过）那我们开始吧？（好的）

（二）操作过程

1. 产妇取平卧位，两腿屈曲与肩同宽。

2. 指导产妇进行盆底功能训练（凯格尔训练）：深而缓慢的呼吸，吸气时收缩肛门、会阴及尿道，持续4～6 s，呼气时放松，放松10 s，连续进行15～30 min，避免腹部、腿部及臀部肌肉的参与。

3. 产妇可根据身体状况、腹部或会阴部伤口情况从产后第2天开始做产后保健操。

4. 阴道分娩后可在床上做抬头运动：仰卧，两手置腹部，头从枕头上抬起，可连做2个8拍。

5. 在床上的上肢运动：仰卧，两臂水平外展，然后内收，做2个8拍。将上臂举过头部，再慢慢收回，做2个8拍。

6. 下肢屈伸动作及缩肛运动：仰卧，两只手平放于躯干两侧，将右下肢向腹部屈曲，然后放平伸直。左下肢做同样动作，共2个8拍。另外有节奏地做肛门收缩、放松动作也做2个8拍。

（参考解释语）

王女士，您觉得累么？（还好）如果觉得累，就适当休息一会儿。盆底功能锻炼可以随时进行，站立、仰卧、坐位等任何体位都可以进行。（好的）

7. 可根据身体状况，每1～2 d增加1节，每节做8～16拍，每天进行2次或3次，指导每次持续的时间和强度根据产妇自身感觉适当调整。

（参考解释语）

王女士，保健操咱们已经做完了，您有什么不舒服么？（没有）从产后第2天开始，每天都可以做产后保健操，刚开始时间控制在5～10 min为宜，随着体力的恢复，时间逐渐延长。盆底肌肉锻炼的时候注意避免腿部和臀部的肌肉参与，这对预防和治疗盆底功能障碍非常有帮助。如有任何需要，请按床旁呼叫器，我们会及时帮助您的。谢谢您的配合！

8. 协助产妇休息，恢复舒适体位。

9. 做好运动后宣教：合理控制运动速度、运动时间，控制合理运动频率。

10. 整理床单位，洗手，记录。

【操作流程图】

产后康复运动指导见图3-5。

洗手，戴口罩，核对产妇，解释目的

↓

调节室内温度，产妇取舒适体位

↓

评估产妇身体状况

↓

结合产妇自身状况指导康复运动内容

↓

做好运动后宣教整理床单位、洗手、记录

图 3-5　产后康复运动指导

【注意事项】

1. 讲解产妇产后康复运动的重要性，教会产妇康复运动的方法。
2. 告知产妇运动要量力而行，循序渐进。产妇如有异常情况，必要时及时停止。
3. 产后保健操一般在饭前或饭后 30 min 进行。

【操作评分标准】

产后康复运动指导操作评分标准见表 3-4。

表 3-4　产后康复运动指导操作评分标准

项目		操作要求	分值	考试评分	备注
操作前准备（10 分）		护士准备：着装整洁、洗手、戴口罩	5		
		用物准备：产妇着装舒适	5		
评估（10 分）		评估产妇精神状态、营养状况及耐受力	3		
		产妇一般情况，生命体征	2		
		产妇的心理状态及合作程度	3		
		环境温度、隐私保护	2		
操作步骤（60 分）	准备	正确核对产妇，解释目的、注意事项	5		
		协助产妇取舒适体位	5		
	产后康复运动护理	深而缓慢的呼吸，吸气时收缩肛门、会阴及尿道	5		
		在收缩肌肉时吸气，吸气收缩持续 4 ~ 6 s	5		
		放松肌肉时呼气，呼气时放松，放松 10 s	5		
		持续进行 15 ~ 30 min	5		
		每天 2 ~ 3 次，坚持 6 ~ 10 周以上	5		
		指导产褥期保健操每 1 ~ 2 d 增加 1 节，每节做 8 ~ 16 拍	5		
		运动频率适宜，合理控制运动速度	5		
		运动时间控制合理	5		

续表 3-4

项目		操作要求	分值	考试评分	备注
操作步骤（60 分）	与产妇沟通	观察产妇表情，与其交流，指导产妇康复运动的方法	5		
		观察并询问产妇有无不适，如有异常情况，及时停止	5		
操作后终末处置（10 分）		协助产妇休息，恢复舒适体位	2		
		做好运动后宣教	3		
		整理用物，整理床单位，洗手、记录	5		
操作后评价（10 分）		操作熟练、指导正确	5		
		产妇感觉安全：能说出康复护理的目的，并能接受	5		
总分			100		

【选择题】

1. 关于盆底功能（凯格尔）训练，错误的是　（　　）
   A. 是一种锻炼盆底肌肉的方法
   B. 进行深而缓慢的呼吸，吸气时腹肌收缩以帮助收缩肛门、会阴
   C. 在收缩肌肉时吸气，吸气收缩持续 4 ~6 s
   D. 放松肌肉时呼气，呼气时放松 10 s
   E. 避免腹部、腿部及臀部肌肉的参与
2. 女性盆底功能障碍主要表现为　（　　）
   A. 压力性尿失禁
   B. 盆腔器官脱垂
   C. 女性性功能障碍
   D. 咳嗽、打喷嚏时不能控制的漏尿
   E. 以上都是

【选择题答案】

1. B　2. E

【评判性思考】

1. 盆底功能训练的要点有哪些？
2. 产后康复运动有无时间和体位要求？

（杨　凯）

项目五　乳房护理技术

【实验学时】

1 学时。

【实验类型】

技能型实验。

【学习目标】

1. 能正确进行乳房护理。
2. 能正确指导产妇母乳喂养。

【实验目的】

保护乳房，促进舒适，促进乳汁分泌，预防乳腺炎的发生。

【临床案例】

王××，26 岁，初产，昨日足月阴道分娩一男活婴，一般情况好。请你遵医嘱为该产妇进行乳房护理。

【实验准备】

1. 护士准备：着装整齐、洗手、修剪指甲，戴口罩、帽子。洗手并温暖双手。
2. 用物准备：大毛巾、小毛巾、脸盆（内备 50 ~ 60 ℃温水 2 000 mL）、快速手消毒液、记录单、必要时备屏风。
3. 环境准备：关闭门窗、调节室温，注意隐私保护，必要时屏风遮挡。
4. 产妇准备：解释操作目的及注意事项，嘱排空膀胱。

【操作步骤】

（一）操作前核对、评估、与患者沟通

1. 核对医嘱及产妇身份信息。
2. 评估产妇精神心理状态、配合程度、耐受力及有无异常情况。
（1）乳房评估：双侧乳房是否对称、肿胀，乳腺管是否通畅，有无泌乳。
（2）乳头评估：是否存在乳头凹陷、扁平。

3. 解释操作目的使其放松，以取得配合。

4. 评估环境：环境是否安全、安静，温度是否适宜。

（参考解释语）

您好，我是您的责任护士张××，请问您叫什么名字？（我叫王××）您好，王女士，今天您分娩后第1天，昨天您分娩的时候助产士已经帮助您进行了早接触、早吸吮、早开奶。为了进一步指导和帮助您做好母乳喂养，促进泌乳，我来帮助您进行乳房护理。（好的）

（二）操作过程

1. 嘱产妇排空膀胱，取舒适平卧位。

2. 乳房清洁：操作者洗净双手，清洁乳房，特别是乳头部位。

3. 热敷乳房3～5 min：把清洁毛巾用热水浸透，拧干多余水分，水温可根据室温酌情增减。将温毛巾覆盖两乳房，2条毛巾交替使用，保持水温，然后用毛巾擦干并盖上大毛巾。

4. 按摩乳房：一只手“C”字形托起乳房，另一只手用手掌的小鱼际按顺时针方向螺旋式从乳房的边缘向乳头中心按摩乳房，在每一个部位按摩数秒再移至另一部位，从乳房外侧环形渐渐按摩至乳晕。

（参考解释语）

王女士，乳房护理可以保护乳房，促进舒适。另外，喂哺时要让宝宝含住乳头及大部分乳晕，正确的含接姿势可以避免乳头皲裂，也可以保护乳房，从而减轻母乳喂养过程中的不适感。您觉得有什么不舒服吗？（没有）

5. 操作中注意观察产妇有无不适，发现异常及时处理。

6. 注意关心产妇，防止受凉。

（参考解释语）

王女士，乳房护理已经做完了，您有什么不舒服吗？（没有）除了乳房护理外，您还要注意两侧乳房轮流哺乳，按需哺乳，饮食方面荤素搭配，并保持良好的睡眠，相信自己一定能做好母乳喂养的！如有任何需要，请按床旁呼叫器，我们会及时帮助您的。谢谢您的配合！

7. 协助产妇换好清洁衣物，取舒适卧位。

8. 讲解乳房护理的知识。

9. 整理床单位，将用过的毛巾开水烫过后备用。

10. 整理用物洗手，记录。

【操作流程图】

乳房护理技术见图3-6。

洗手，戴口罩，核对产妇，解释目的

↓

调节室内温度，产妇取舒适体位

↓

评估产妇身体状况,乳房、乳头情况

↓

协助洗净及温热敷乳房

↓

按摩乳房

↓

做好护理后宣教,整理用物、洗手、记录

图 3-6　乳房护理技术

【注意事项】

1. 尽早发现乳头凹陷、皲裂等问题,及时指导及处理。

2. 应选用宽松、质地柔软、吸水性能好的乳罩,避免乳头与硬物摩擦造成损伤。配戴合适的乳罩,不要过紧。乳罩不宜与其他衣服一起清洗,以免沾上纤维、尘粒;使用前要掸去乳罩内的毛絮及灰尘。

3. 侧位睡觉或休息时要注意保护乳房不要受到挤压。

4. 哺乳前后用温开水清洗乳头和乳晕,保持清洁干燥。

5. 哺乳前先用温热毛巾热敷乳房 3 ~ 5 min。

6. 养成良好的哺乳习惯,按需哺乳,两侧乳房轮流哺乳。

【操作评分标准】

乳房护理技术操作评分标准见表 3-5。

表 3-5　乳房护理技术操作评分标准

项目	操作要求	分值	考试评分	备注
操作前准备 (10 分)	护士准备:着装整洁、洗手、戴口罩	5		
	用物准备:温开水、清洁毛巾,必要时备屏风	5		
评估 (10 分)	评估产妇精神状态、营养状况及耐受力	3		
	乳房的评估:目测双侧乳房是否对称,轻压乳房观察是否肿胀,拇指与四指分开挤压乳晕,观察是否有乳汁溢出	2		
	乳头的评估:是否存在乳头内陷、扁平	3		
	环境温度、隐私保护	2		

续表 3-5

项目		操作要求	分值	考试评分	备注
操作步骤（70 分）	准备	正确核对产妇，解释目的、注意事项	5		
		协助产妇取舒适体位	5		
	乳房护理	检查产妇乳罩，判断型号是否合适	3		
		洗手，先露出一侧乳房，注意遮挡	2		
		将小毛巾浸湿后以顺时针方向自乳头逐渐向根部擦洗整个乳房，同样方法擦洗对侧	5		
		露出胸部，将温热毛巾覆盖乳房，两条毛巾交替使用	5		
		保持水温，热敷 3 ~ 5 min 即可，然后用毛巾擦干	5		
		螺旋式按摩：拇指与其余四指分开，于乳房下端呈“C”字形托住乳房	5		
		用手掌的小鱼际按顺时针方向螺旋式按摩乳房	5		
		在每一个按摩点按摩数秒再移至另一部位，从乳房外侧以环形渐渐按摩至乳晕	5		
		整体按摩：用手掌从乳房底部向乳头轻轻拍打	5		
	与产妇沟通	观察产妇表情，与其交流	5		
		观察并询问产妇有无不适，如有异常情况，及时停止	5		
		指导产妇乳房护理的方法	5		
	终末处置	协助产妇休息，恢复舒适体位	2		
		整理用物及床单位，洗手、记录	3		
操作后评价（10 分）		操作熟练准确，健康指导正确	5		
		产妇情绪稳定，沟通有效	5		
总分			100		

【选择题】

1. 发生乳头皲裂后的护理，正确的是 （　　）

   A. 哺乳前应用温热毛巾敷乳房和乳头 8 ~ 10 min

   B. 损伤轻的一侧先哺，以减轻婴儿对另一侧乳房的吸吮力

   C. 应适当减少哺乳次数，以减少婴儿吸吮对乳头的刺激

   D. 延长每次哺乳的时间，哺喂后挤出少许乳汁涂抹在乳头和乳晕上

   E. 疼痛严重时可以停止哺乳，待皲裂情况好转后再继续哺乳

2. 乳头平坦及凹陷可以　　　　　　　　　　　　　　　　　　　　　　　　　　（　　）

A. 乳头伸展练习

B. 乳头牵拉练习

C. 配置乳头罩

D. 在婴儿饥饿时先吸吮平坦的一侧

E. 以上都对

【选择题答案】

1. B　2. E

【评判性思考】

1. 如何评估乳房充盈及肿胀程度?

2. 什么是正确的喂哺方法?

（杨　凯）

项目六 母乳喂养指导技术

【实验学时】

1 学时。

【实验类型】

技能型实验。

【学习目标】

能指导产妇进行母乳喂养。

【实验目的】

科学指导母乳喂养,帮助提高产妇母乳喂养信心,满足新生儿生理需求。

【临床案例】

王××,26 岁,G_1P_1,足月阴道分娩产后第 2 天,产妇一般情况良好。新生儿面色红润,哭声响亮,大小便均已排。作为护士,请你指导该产妇进行母乳喂养。

【实验准备】

1. 护士准备:仪表端庄,着装整齐、洗手剪指甲、戴口罩。
2. 物品准备:温开水、清洁毛巾、屏风等。
3. 产妇准备:排尿排便后,洗净双手,取舒适位。
4. 新生儿准备:更换干净的纸尿裤。

【操作步骤】

(一)操作前核对、评估、与患者沟通

1. 核对医嘱及产妇身份信息。
2. 向产妇及家属讲解母乳喂养的目的和意义,取得配合。
3. 全身评估:是否存在并发症等。
4. 乳房评估:双侧乳房是否对称、有无泌乳、有无红肿、有无硬块。
5. 乳头评估:是否存在乳头内陷、扁平。
6. 新生儿评估:分娩方式、新生儿皮肤颜色、肌张力、观察是否有吸吮反射。

7. 环境评估：调室温 26～28 ℃，环境安静，必要时屏风遮挡。

（参考解释语）

您好，我是您的责任护士小张，请问您叫什么名字？（王××）您好，王女士，今天是您分娩后第 2 天，为了帮助您做好母乳喂养，我来指导您进行母乳喂养，您需要去卫生间吗？（不需要）那我们开始吧？（好的）

（二）操作过程

1. 协助产妇取舒适体位，常用的哺乳姿势有侧卧式、摇篮式、橄榄球式、交叉式。

（1）侧卧式：产妇放松而舒适地躺着，头枕在枕头的边缘。新生儿取侧卧位，产妇的手臂放在上方枕头旁，不要放在新生儿的头部，要让新生儿的头可以自由转动。产妇要注意避免乳房堵住新生儿的鼻部。

（2）摇篮式：类似于横抱法，产妇用哺乳乳房一侧的胳膊抱住新生儿，让新生儿的头枕在臂弯处，手托住新生儿的臀部，让新生儿的腹部紧贴产妇的身体，产妇也可以借助枕头来帮助托起新生儿的身体。

（3）橄榄球式：类似于抱橄榄球，让新生儿处在产妇身体的一侧，产妇利用枕头把新生儿垫高，用整个手臂托住新生儿的身体，用手掌及手腕托住新生儿的头，或是用手臂及手肘轻轻地将新生儿夹在腋下，新生儿的脚就在产妇的腰际或背后。

（4）交叉式：产妇用乳房对侧的胳膊抱住新生儿，前臂托住新生儿的身体，产妇的手在新生儿的耳朵或更低一点的位置托住新生儿的头，可用枕头等来帮助托起新生儿的身体。哺乳时可用乳房同侧的手托起乳房并将乳头送到新生儿嘴里。

2. 乳头衔接姿势

（1）指导产妇手托乳房的方法，拇指与其余四指分别放于乳房上、下方，呈“C”字形托起整个乳房，四指并拢紧贴在乳房下方，示指支撑乳房基底部，大拇指轻压乳房上部，改善乳房形态，便于新生儿含接。

（2）保持母婴间胸对胸，腹对腹，下颌贴乳房、鼻尖对乳头的含接姿势。新生儿头和身体呈一直线，产妇应使新生儿的头、颈部和臀部得到支撑。

（3）产妇用乳头轻触新生儿唇部，使其嘴张大后将乳头和大部分乳晕放入新生儿口中，新生儿的嘴唇应包住乳头和大部分乳晕，防止新生儿因头过度后仰而影响吞咽。

3. 哺乳后指导

（1）哺乳结束时用示指轻轻向下按压新生儿下颏，避免在口腔负压的情况下拉出乳头而导致乳头疼痛或破损。

（2）建议母婴同室，按需哺乳，哺乳的时间及频率取决于新生儿的需要和产妇奶胀的情况。

（3）哺乳期间注意产妇和新生儿的保暖，并保护产妇隐私。

（4）两侧乳房交替喂哺，一侧乳房吸空后再吸吮另一侧。

（5）哺乳后可挤出少量乳汁涂抹在乳头和乳晕上，可预防乳头皲裂和感染。

（6）哺乳后可将新生儿竖着抱起轻拍背部，排出胃内空气，以防吐奶。

4. 整理用物：协助产妇整理衣物，取舒适卧位，整理床单位。洗手，记录。

【操作流程图】

母乳喂养指导技术见图3-7。

洗手,戴口罩,核对产妇,解释目的

↓

调节室内温度,产妇取舒适体位

↓

评估产妇身体状况、乳房和乳头情况

↓

评估新生儿情况

↓

协助产妇取舒适体位

↓

乳头衔接姿势

↓

哺乳后指导

↓

整理用物

图3-7　母乳喂养指导技术

【注意事项】

1. 产妇应保持愉快的心情,喂养过程中应观察新生儿反应,通过目光、抚摸等与新生儿进行感情交流。

2. 每次哺乳应先吸空一侧乳房后再换另一侧,双侧乳房轮流吸吮。

3. 告知产妇母乳喂养知识,树立母乳喂养的信心。

4. 哺乳期间产妇应佩戴合适的棉质内衣,可以起到支托乳房和改善乳房血液循环的作用。

5. 产妇哺乳期间慎用药物。

【操作评分标准】

母乳喂养指导技术操作评分标准见表3-6。

表3-6　母乳喂养指导技术操作评分标准

项目	操作要求	分值	考试评分	备注
操作前准备（10分）	核对医嘱及产妇身份信息	3		
	向产妇及家属讲解乳房护理的目的和意义，取得配合；着装整齐，剪指甲、洗手、戴口罩	3		
	物品准备：大毛巾、小毛巾、脸盆（内备50～60 ℃温水2 000 mL）、快速手消毒液、记录单，必要时备屏风	4		
评估（10分）	（1）室温26～28 ℃，环境安静，保护隐私	3		
	（2）乳房的评估：目测双侧乳房是否对称，轻压乳房观察是否肿胀，拇指与四指分开挤压乳晕，观察是否有乳汁溢出	4		
	（3）乳头的评估：是否存在乳头内陷、扁平	3		
操作步骤（65分）	携用物至床旁，再次核对	2		
	关闭门窗，屏风遮挡	2		
	新生儿更换干净纸尿裤	2		
	喂养前，护士和产妇清洁双手，用温毛巾清洗乳房和乳头	2		
	协助产妇和新生儿取舒适的体位，注意保暖	2		
	指导产妇以正确的姿势哺乳	25		
	哺乳后指导	25		
	整理用物、洗手、记录	5		
整体评价（15分）	着装规范，仪表端庄	5		
	态度和蔼，与产妇/家属沟通及时有效	5		
	操作熟练、规范，符合原则，健康指导或回答问题正确	5		
总分		100		

【选择题】

1. 新生儿含接乳头时应注意　　（　　）

A. 含接乳头和大部分乳晕　　B. 只含接乳头

C. 含接乳头和小部分乳晕　　　　　　D. 含接乳头和整个乳晕

E. 含接乳头和一半乳晕

2. 哺乳时应注意　（　　）

A. 一次只喂一侧乳房

B. 一侧乳房喂 5 min 换另一侧乳房喂

C. 一侧乳房喂 10 min 换另一侧乳房喂

D. 两侧乳房交替喂哺，一侧乳房吸空后再吸吮另一侧

E. 哺乳后让孩子平躺

【选择题答案】

1. A　2. D

【评判性思考】

1. 如何指导双胞胎的母亲进行母乳喂养？

2. 如果产妇乳头内陷或扁平，应如何指导母乳喂养？

（杨　晓）

项目七　乳汁收集和储存技术

【实验学时】

2 学时。

【实验类型】

技能型实验。

【学习目标】

1. 能指导产妇乳汁收集及储存的方法。
2. 教会乳母在外出、工作或新生儿患病暂时不能哺乳时仍可保持母乳喂养。

【实验目的】

减轻乳房肿胀，保持乳腺管通畅，防止乳汁淤积，保持产妇正常泌乳和母乳喂养。

【临床案例】

王××，28 岁，宫内孕 36 周，昨日阴道分娩，早产儿转入新生儿重症监护治疗病房(neonatal intensive care unit，NICU)观察治疗，产妇现一般情况好，请指导产妇乳汁收集及储存的方法。

【实验准备】

1. 护士准备：仪表端庄，着装整齐、洗手、剪指甲、戴口罩。
2. 产妇准备：排尿排便后，洗净双手，取舒适位。
3. 物品准备：清洁毛巾 1 条，大口清洁容器 1 个，温开水，屏风等。

【操作步骤】

(一)操作前核对、评估、与产妇沟通

1. 核对医嘱及产妇身份信息。
2. 产妇评估：评估精神状态、营养状况、合作程度及耐受力。
3. 评估乳房的类型，乳汁的质和量，乳房有无红肿、硬块，乳头有无皲裂等。
4. 环境评估：关闭门窗或屏风遮挡，调节室内温度 26～28 ℃，环境安静。
5. 解释操作目的使其放松，以取得配合。

（参考解释语）

您好，我是您的责任护士小张，请问您叫什么名字？宝宝在监护室也需要吃母乳，没有办法亲自喂奶，可以将母乳挤出来送过去，这样也可以预防胀奶、维持泌乳、减轻疼痛，我来教您乳汁收集和储存的相关技术，您需要去卫生间吗？（不需要）那我们开始吧？（好的）

（二）操作过程

1. 协助产妇取舒适体位，保护隐私。

2. 指导产妇彻底清洗双手，先用温开水清洁乳房，再用热毛巾湿热敷双侧乳房 3 ~ 5 min。

3. 指导按摩乳房：一只手拇指与其余四指分开，于乳房下端呈“C”字形托住乳房，另一只手用小鱼际按顺时针方向螺旋式按摩乳房，在每一个按摩部位按摩数秒再移至另一个按摩部位，从乳房外侧环形渐渐按摩至乳晕。

4. 乳汁收集的方法：包括手法挤奶，手动吸奶器和电动吸奶器。

（1）手法挤奶：产妇身体微向前倾，用手轻轻晃动乳房。将大口径、干净的盛奶容器靠近乳房，一只手将乳房托起，乳头对准容器开口。另一只手示指和拇指在距离乳头根部 2 ~ 3 cm 的位置，手指相对，围成“C”字形，手指向胸壁方向轻压，下压后手指向乳头方向推动，将乳汁挤出来。一侧乳房至少挤压 3 ~ 5 min，待乳汁变少，可挤对侧乳房，两侧乳房交替进行，将乳汁完全排出。

（2）吸奶器：方便、高效，尤其是电动吸奶器较常用，可参照使用说明书（图 3－8，图 3－9）。

乳汁收集和储存技术

5. 整理用物：协助产妇穿好衣服，采取舒适卧位；整理用物及床单位。

6. 记录：洗手，记录乳汁收集方法，乳汁的量及性状，储奶的时间、温度、有效期。

7. 乳汁储存的方法：挤出的乳汁，新鲜母乳（室温 16 ~ 29 ℃，可保存 4 h）；冷藏母乳（4 ℃冰箱冷藏室，可保存 72 h）；冷冻母乳（－20 ℃冰箱冷冻室，可保存 3 个月）。

8. 母乳的运送：保持母乳的冷链状态，转运温度保持在<4 ℃（2 ~ 4 ℃）。推荐使用冷凝袋，运送时间超过 18 h 建议使用干冰。

9. 母乳解冻方法：可在冷藏、冷水、温水（≤37 ℃）、温奶器中解冻（液面不超过奶瓶口），不可使用微波炉解冻。解冻后的母乳可在 4 ℃冰箱冷藏室保存 4 h。

10. 母乳加热的方法：使用温奶器，或在温水（≥37 ℃且<40 ℃）中加热（加热时间≤15 min），不可使用沸水、微波炉加热母乳。

【操作流程图】

乳汁收集和储存技术见图 3－10。

洗手，戴口罩，核对产妇信息，解释目的

↓

调节室内温度，产妇取舒适体位

↓

指导产妇按摩乳房

↓

指导产妇手挤奶的方法

↓

乳汁储存的方法

↓

母乳的运送、解冻、加热方法

↓

记录

图 3–10　乳汁收集和储存技术

【注意事项】

1. 建议在分娩后 6 h 内开始采集母乳，挤奶时间应以 20 ~ 30 min 为宜。
2. 乳房按摩时力量要适度，切忌用力过度损伤乳房，使产妇产生恐惧感。
3. 如果使用电动吸奶器，指导产妇按照产品说明书进行操作。
4. 乳汁收集每日至少 8 次，每隔 2 ~ 3 h 进行 1 次，夜间至少 1 次。
5. 清洁乳房时无须使用特定的消毒剂，以免引起皮肤损伤。
6. 储存母乳时量不可超过容器容量的 3/4，以免冰冻后母乳体积增加损害储存容器。
7. 每次收集的母乳分开储存，不要将新鲜母乳加入已冰冻的母乳中。
8. 喂哺时母乳需要充分解冻，已解冻母乳不可再冰冻。
9. 喂养前应核查母乳是否变质，包括气味和颜色。

【操作评分标准】

乳汁收集和储存技术操作评分标准见表 3–7。

表 3–7　乳汁收集和储存技术操作评分标准

项目	操作要求	分值	考试评分	备注
操作前准备（25 分）	着装整齐，剪指甲、洗手、戴口罩	5		
	用物准备：清洁毛巾、大口清洁容器 1 个、干净衣物，必要时备屏风等	5		
	核对医嘱、核对产妇身份，解释操作目的及配合方法	5		
	评估产妇自理能力，合作程度，乳房类型，有无红肿、硬块，乳头有无皲裂等	5		
	产妇：排便、排尿后洗净双手	5		

续表 3-7

项目	操作要求	分值	考试评分	备注
操作步骤（60 分）	携用物至床边，再次核对产妇身份	5		
	取舒适体位，遮挡产妇	5		
	协助产妇脱去内衣，暴露乳房，注意保暖	5		
	洗手，协助洗净及温热敷乳房	5		
	指导乳汁收集的方法正确	15		
	指导乳汁储存的方法正确	5		
	指导乳汁运送的方法正确	5		
	指导乳汁解冻的方法正确	5		
	指导乳汁加热的方法正确	5		
	整理用物、洗手、记录	5		
整体评价（15 分）	着装规范，仪表端庄	5		
	收集乳汁动作轻柔，操作熟练、规范	5		
	语言清晰、健康指导或回答问题正确	5		
总分		100		

【选择题】

1. 解冻母乳的方法有（　　）

A. 微波炉　　B. 沸水

C. 电磁炉　　D. 温奶器，温水（≥37 ℃且<40 ℃）中加热

E. 80 ℃热水加热

2. 新鲜母乳在 4 ℃冰箱冷藏室可保存的时间是（　　）

A. 24 h　　B. 48 h

C. 72 h　　D. 84 h

E. 96 h

【选择题答案】

1. D　2. C

【评判性思考】

1. 若产妇患有乳腺炎，收集的乳汁是否可以喂养新生儿？

2. 若产妇患有产后抑郁症，收集的乳汁是否可以喂养新生儿？

（杨　晓）

模块四　新生儿护理技术

项目一 新生儿评分技术

【实验学时】

1 学时。

【实验类型】

技能型实验。

【学习目标】

1. 能够正确为新生儿实施 Apgar 评分。
2. 能阐述新生儿评分的意义。

【实验目的】

判断有无新生儿窒息及窒息的严重程度。

【临床案例】

王××,女,26 岁,于 2018 年 8 月 10 日 17:55 分,阴道分娩一活女婴,请你为新生儿进行评分,判断新生儿情况。

【实验准备】

1. 助产士准备:着装整洁,洗手,戴口罩、手套。
2. 用物准备:听诊器、钟表、评分表,辐射台,急救物品(新生儿喉镜、新生儿气管套管和吸囊等)。
3. 环境准备:环境安全,光线、温度适宜。

【操作步骤】

(一)操作前核对、评估、沟通

1. 再次核对产妇身份、孕周、分娩方式。
2. 预热辐射台。

(二)操作过程

1. 新生儿娩出后,记录时间,然后对新生儿进行评分。
2. 评分项目有 5 项,新生儿心率、呼吸、肌张力、喉反射和皮肤颜色。每个项目分为

0 分、1 分、2 分三个等级,5 项满分 10 分。

(1)呼吸:成熟新生儿在出生后大约 30 s 会有自发性呼吸,呼吸均匀、哭声响亮为 2 分;呼吸缓慢而不规则或者哭声微弱为 1 分;无呼吸为 0 分。

(2)肌张力:根据新生儿四肢屈曲的程度和活动情况来判断肌张力。若四肢活动好为 2 分;四肢略屈曲为 1 分;四肢松弛为 0 分。

(3)反射:根据新生儿面部表情及插入吸痰管的反应等来判断。给予刺激或插鼻管后,新生儿出现啼哭、打喷嚏或咳嗽为 2 分;只有皱眉等轻微反应为 1 分;无任何反应为 0 分。

(4)皮肤颜色:观察新生儿全身皮肤颜色。全身皮肤粉红为 2 分,躯干粉红,四肢青紫为 1 分;全身青紫或苍白为 0 分。

(5)心率:使用听诊器测量新生儿心率。心率≥100 次/min 为 2 分;< 100 次/min 为 1 分;没有心率为 0 分。

3. 核算分数。

4. 记录评分时间及分数并处理。Apgar 评分 8 ~ 10 分属于正常新生儿;4 ~ 7 分为轻度窒息,需要清理呼吸道人工呼吸、吸氧、用药等处理;0 ~ 3 分为重度窒息,需紧急抢救。缺氧严重新生儿需要出生后 5 min、10 min 再次评分,直至连续两次评分均≥8 分。

5. 告知产妇新生儿评分情况。

(参考解释语)

王女士,您好,您的孩子 Apgar 评分 9 分,状态良好,请不要担心。

【操作流程图】

新生儿评分技术见图 4-1。

洗手,戴口罩,准备用物,核对新生儿,向产妇解释目的

↓

备齐用物,加热辐射台

↓

评估呼吸:成熟新生儿在出生后大约 30 s 会有自发性呼吸

↓

评估肌张力:根据新生儿四肢屈曲的程度和活动情况来判断肌张力

↓

评估反射:根据新生儿面部表情及插入吸痰管的反应等来判断

↓

评估皮肤颜色:观察新生儿全身皮肤颜色

↓

评估新生儿心率:使用听诊器测量新生儿心率

↓

记录分数并给予相应处理

图 4-1　新生儿评分技术

【注意事项】

1. 严格执行查对制度及操作规程。

2. 环境安静、温度适宜。

3. Apgar 评分以呼吸为基础,皮肤颜色最灵敏,心率是最终消失的指标,因此,评分时要综合分析。

4. Apgar 评分 0 ~ 3 分,说明病情严重,需要紧急抢救,抢救的同时还要进行评分,判断抢救是否有效。

5. 抢救有效,各项指标转好的顺序:心率→反射→皮肤颜色→呼吸→肌张力。

6. 每次评分结果均应及时进行记录,为判断病情变化提供依据。

【操作评分标准】

新生儿评分技术操作评分标准见表 4-1。

表 4-1　新生儿评分技术操作评分标准

项目	操作要求	分值	考试评分	备注
操作前准备（10 分）	护士准备:洗手,戴口罩、手套	3		
	用物准备:听诊器、钟表、评分表,辐射台,急救物品(新生儿喉镜、新生儿气管套管和吸囊等),预热辐射台	4		
	环境准备:环境安全,温度、光线适宜,预热新生儿辐射台	3		
操作步骤（80 分）	新生儿出生后立即记录时间	5		
	查看有无呼吸及呼吸的频率和节律,呼吸均匀、哭声响亮为 2 分;呼吸缓慢而不规则或者哭声微弱为 1 分;无呼吸为 0 分	10		
	肌张力:根据新生儿四肢屈曲的程度和活动情况来判断肌张力。若四肢活动好为 2 分;四肢略屈曲为 1 分;四肢松弛为 0 分	10		
	反射:根据新生儿面部表情及插入吸痰管的反应等来判断。给予刺激或插鼻管后,新生儿出现啼哭、打喷嚏或咳嗽为 2 分;只有皱眉等轻微反应为 1 分;无任何反应为 0 分	10		
	皮肤颜色:观察新生儿全身皮肤颜色。全身皮肤粉红为 2 分,躯干粉红,四肢青紫为 1 分;全身青紫或苍白为 0 分	10		
	新生儿心率:使用听诊器测量新生儿心率。心率≥每分钟 100 次为 2 分;小于每分钟 100 次为 1 分;没有心率为 0 分	10		
	将各项分数相加,≥8 分为正常,4 ~ 7 分轻度窒息,需采取处理措施,0 ~ 3 分重度窒息,需立即组织抢救	10		

续表 4-1

项目	操作要求	分值	考试评分	备注
操作步骤（80 分）	窒息的新生儿应在出生后 5 min、10 min 分别评分，直至连续 2 次均≥8 分为止，如有异常及时处理	10		
	整理用物，洗手，记录结果	5		
整体评价（10 分）	态度和蔼，与产妇/家属沟通及时有效	5		
	操作熟练、规范，健康指导或回答问题正确	5		
总分		100		

【选择题】

1. 新生儿评分的内容不包括 （ ）
   A. 皮肤颜色　　B. 肌力
   C. 呼吸　　D. 反射
   E. 心率
2. 为一名新生儿评分，检查发现其心率为 102 次/min，呼吸均匀、哭声响亮，四肢略屈曲，给予刺激后新生儿出现啼哭，全身皮肤粉红。请问该新生儿评分是 （ ）
   A. 10 分　　B. 9 分
   C. 8 分　　D. 7 分
   E. 6 分

【选择题答案】

1. B　2. B

【评判性思考】

如果 Apgar 评分<8 分，如何处理新生儿？

（牛　鹏）

项目二　新生儿“三早”开展技术

【实验学时】

1 学时。

【实验类型】

技能型实验。

【学习目标】

1. 能说出新生儿“三早”开展技术的内容和意义。
2. 能正确指导产妇开展“三早”技术。

【实验目的】

1. 降低新生儿并发症的发生率,降低新生儿死亡率。
2. 促进母乳喂养的成功,使母亲有足够的乳汁供给新生儿。

【临床案例】

王××,26 岁,孕 40 周,足月顺产,为提高母乳喂养成功率,如何协助王女士开展新生儿“三早”技术。

【实验准备】

1. 操作者:洗手、戴口罩。
2. 用物准备:干毛巾、新生儿软帽、记录表、室温计、钟表等。
3. 环境准备:整洁、安静、安全,室温调节至 26 ~ 28 ℃。

【操作步骤】

(一)操作前核对、评估、与患者沟通

1. 核对医嘱、核对新生儿身份。
2. 评估新生儿出生时间。
3. 评估产妇:有无影响实施“三早”的因素。
4. 向产妇解释操作目的,取得其合作。

(参考解释语)

您好,能告诉我您的床号和姓名吗? 王女士,您好,恭喜您当妈妈了,母乳是孩子最好的食物，为了更好促进乳汁分泌，提高母乳喂养成功率，我们会在宝宝娩出后尽快地将与您进行皮肤接触，当他有觅乳表现时，指导您给他母乳喂养。

（二）操作过程

1. 新生儿出生，报告其出生时间和性别。

2. 将新生儿置于产妇腹部已经铺好的干毛巾上，5 s 内开始彻底擦干新生儿，在 20 ~ 30 s 内完成擦干动作。

3. 刺激新生儿，若有哭声，撤除湿毛巾，将新生儿置于俯卧位（腹部向下，头偏向一侧）与产妇开始皮肤接触。取另一清洁预热毛巾遮盖新生儿身体，给新生儿戴上帽子。

4. 母婴接触的同时处理脐带，待脐带搏动停止后（出生后 1 ~ 3 min），剪断脐带。

5. 新生儿与母亲保持不间断的持续皮肤接触至少 90 min。

6. 母婴接触期间严密观察新生儿生命体征和觅乳征象，当新生儿出现流口水、张大嘴、舔舌/嘴唇、寻找/爬行动作、咬手指时，指导母亲开始母乳喂养，促进早吸吮和早开奶。

7. 母婴接触期间，每隔 15 min 监测新生儿呼吸和体温，发现异常情况及时处理。

8. 在确保母婴安全的前提下，剖宫产手术和多胎分娩也应尽早进行母婴皮肤接触。

9. 新生儿完成第一次母乳喂养后，给新生儿进行检查、称体重、量身长等其他操作并记录。

【操作流程图】

新生儿“三早”开展技术见图 4-2。

报告新生儿出生时间（精确到秒）和性别

↓

将娩出的新生儿放在母亲腹部的干毛巾上，生后 5 s 内开始擦干新生儿（20 ~ 30 s 内完成）

↓

移开毛巾，开始母婴皮肤接触

↓

用干毛巾遮盖新生儿身体，并给新生儿戴上软帽

↓

刺激新生儿，若有呼吸或哭声，持续与母亲胸腹部进行皮肤接触

↓

母婴皮肤接触持续 90 min，除非新生儿呼吸窘迫或母亲有紧急情况。母婴接触期间断脐

↓

新生儿出现觅乳征象时，进行母乳喂养

↓

每隔 15 min 监测一次呼吸和体温，发现异常及时处理

↓

新生儿完成第 1 次母乳喂养后，给新生儿进行检查、称体重、量身长等其他操作并记录

图 4-2　新生儿“三早”开展技术

【注意事项】

1. 严格执行查对制度及操作规程。

2. 在进行接触前应查看新生儿情况，若刺激后出现喘息或不能呼吸，应立即寻求其他人员帮助，断脐后迅速移至复苏区复苏。

3. 保持母婴接触 90 min，不要将新生儿与母亲分离。如果新生儿出现严重胸廓凹陷、喘息或呼吸暂停、严重畸形，或母亲出现医疗情况需紧急处理时例外。

4. 在确保母婴安全的前提下，建议多胎和剖宫产手术时也要生后立即进行母婴皮肤接触。

5. 皮肤接触过程中，密切观察产妇和新生儿情况，及时发现异常。

6. 任何常规保健操作：如测量体重和身长、常规查体、注射疫苗等，应推迟到出生后 90 min 进行，避免干扰母婴皮肤接触和第 1 次母乳喂养。

【操作评分标准】

新生儿“三早”开展技术操作评分标准见表 4–2。

表 4–2　新生儿“三早”开展技术操作评分标准

项目	操作要求	分值	考试评分	备注
操作前准备（15 分）	护士准备：洗手、戴口罩	5		
	用物准备：干毛巾、新生儿软帽、记录表、室温计、钟表	5		
	环境准备：整洁、安静、安全、室温适宜	5		
操作步骤（75 分）	评估产妇：分娩过程、有无影响实施“三早”的因素	5		
	报告新生儿出生时间（精确到秒）和性别	5		
	将娩出的新生儿放在母亲腹部的干毛巾上	5		
	生后 5 s 内开始擦干新生儿（20～30 s 内完成）	5		
	评估新生儿：一般情况好，Apgar 评分≥8 分	5		
	解释早接触、早吸吮、早开奶的重要性，取得产妇配合	5		
	移开毛巾，将新生儿以俯卧位置于母亲胸腹前	5		
	用干毛巾遮盖新生儿身体，并给新生儿戴上软帽	5		
	刺激新生儿，若有呼吸或哭声，持续与母亲胸腹部进行皮肤接触	5		
	母婴接触期间，生后 1～3 min 断脐	5		
	观察新生儿表现，新生儿出现觅乳征象时，进行母乳喂养	5		
	除非新生儿呼吸窘迫或母亲有紧急情况，否则坚持母婴皮肤接触持续 90 min	3		

续表 4-2

项目	操作要求	分值	考试评分	备注
操作步骤（75 分）	每隔 15 min 监测 1 次新生儿的呼吸和体温，发现异常及时处理	5		
	任何常规保健操作，应推迟到出生后 90 min 进行	5		
	剖宫产和多胎建议在确保母婴安全下，也生后立即进行母婴皮肤接触	2		
	整理用物，洗手，记录结果	5		
操作后评价（10 分）	态度和蔼，与产妇/家属沟通及时有效	5		
	操作熟练、规范，健康指导或回答问题正确	5		
总分		100		

【选择题】

1. 若新生儿出生时刺激有哭声，建议的断脐时间是 （　　）
   A. 生后马上断脐　　B. 生后 1 ~3 min 内
   C. 生后 15 min　　D. 生后 30 min
   E. 生后 90 min
2. 母婴皮肤接触的时间至少是 （　　）
   A. 10 min　　B. 20 min
   C. 30 min　　D. 60 min
   E. 90 min
3. 开展新生儿“三早”技术的意义是(多选题) （　　）
   A. 可提高母乳喂养成功率
   B. 较早皮肤接触可减少宝宝哭闹，稳定其情绪
   C. 早开奶可使宝宝尽早获得营养补充，避免发生新生儿低血糖
   D. 早吸吮可增加母亲体内泌乳素和缩宫素含量，加快乳汁的分泌和排出
   E. 早接触时保证接触时间不少于 90 min

【选择题答案】

1. B　2. E　3. ABCD

【评判性思考】

1. 早断脐对新生儿有何影响？
2. 如何合理安排新生儿出生后实施各项保健技术？

（牛　鹏）

项目三　新生儿身体评估技术

【实验学时】

1 学时。

【实验类型】

技能型实验。

【学习目标】

1. 能正确实施新生儿身体评估。
2. 能合理向产妇解释评估结果，适时进行健康教育。

【实验目的】

了解新生儿的发育情况，及早发现异常体征和畸形。

【临床案例】

足月男婴王某之宝，出生 10 min，Apgar 评分 1 min 9 分，出生体重 3 460 g，请你为新生儿进行身体评估。

【实验准备】

1. 护士准备：着装整洁，洗手，戴口罩。
2. 用物准备：新生儿台秤、新生儿辐射台、软尺、听诊器、记录本、棉签、手消毒液等。
3. 环境准备：环境整洁、安静、安全，室温调节至 26～28 ℃。

【操作步骤】

（一）操作前核对、评估、与新生儿母亲沟通

1. 核对医嘱、核对新生儿身份。
2. 评估新生儿分娩经过、Apgar 评分、体重和性别。
3. 评估产妇：了解孕周、分娩过程，有无影响新生儿体检的其他因素。
4. 向产妇解释操作目的，取得其合作。

（参考解释语）

王女士您好，恭喜您当母亲了！王女士，现在需要对您的宝宝进行身体评估，主要是

为了确定宝宝外观是否正常。

（二）操作过程

1. 核对新生儿信息。

2. 观察新生儿一般情况：在安静状态下的面色、呼吸情况、对外界反应、哭声等，判断神经系统和代谢有无异常。

3. 称重：将新生儿放在台秤上，操作者双手护于新生儿周围，但不可接触新生儿，读数。

4. 测身长：将新生儿放在身长测量仪上，头部固定于 0 指示位，将新生儿身体缓缓拉直，下肢靠拢，紧贴床面，两足跟位置所指刻度即为总身长。

5. 前囟门：左手掌触及前囟门大小、紧张度和饱满度。前囟门出生时 1.5 ~ 2 cm。

6. 测头围：用软尺测量眉骨上突起到枕骨后结节横向绕头一周的长度。

7. 皮肤黏膜：检查皮肤是否红润，有无发绀、黄染、苍白，有无水肿和出血点。

8. 头颅：检查头部有无异常隆起、凹陷、脑积水；颅缝大小、紧张度；有无产瘤、血肿；头颅大小、形状。

9. 眼：手指腹触及眶下，检查眼球是否缺如，有无结膜炎、巩膜黄染、脓性分泌物等。

10. 外耳道：是否通畅，是否有分泌物。

11. 鼻：鼻腔是否通畅，有无鼻翼扇动、分泌物。正常新生儿鼻尖有白色针尖大小密集的粟粒疹。

12. 口：注意舌大小，有无唇裂和腭裂，有无张口呼吸，牙龈处可有小白点。

13. 颈部：有无斜颈、颈璞、胸锁乳突肌出血，有无出血导致的肿胀、肿块。

14. 心肺：胸廓形态是否正常，有无凹陷。听诊双肺呼吸音，呼吸频率，心率，心律有无异常。

15. 腹部：腹部外形有无脐膨出、腹裂，腹部有无包块。

16. 外生殖器：检查外生殖器有无畸形，辨认性别。

17. 肛门：检查肛门是否闭锁、肛瘘、肛裂。

18. 四肢：检查四肢活动度、肌张力，有无畸形、四肢短小、足外翻、多指、少指、并指，有无外伤。

19. 脊柱：检查脊柱是否连续，排列是否整齐，弯曲度是否正常；有无脊柱柱裂、脊膜膨出。

20. 整理用物，记录检查结果。

21. 如发现异常立即通知医生，并告知产妇及家属，做好安抚解释工作。

（常用参考解释语）

王女士，您好！经检查您的宝宝外观正常无畸形，如果您有什么疑问可随时咨询我。

【操作流程图】

新生儿身体评估技术见图4-3。

洗手,戴口罩,准备用物,核对新生儿,向产妇解释目的

↓

观察新生儿一般情况

↓

给新生儿称重、测身长、检查囟门和测头围

↓

检查皮肤黏膜

↓

检查新生儿头颅、面部(眼睛、耳道、鼻、口)、颈部、心肺、腹部、外生殖器、肛门、四肢、脊柱等

↓

整理用物,记录检查结果,如有异常及时告知

图4-3　新生儿身体评估技术

【注意事项】

1. 严格执行查对制度及操作规程。
2. 环境安静、温度适宜。
3. 准确记录新生儿查体结果,发现异常及时处理。

【操作评分标准】

新生儿身体评估技术操作评分标准见表4-3。

表4-3　新生儿身体评估技术操作评分标准

项目	操作要求	分值	考试评分	备注
操作前准备(10分)	护士准备:洗手、戴口罩	2		
	用物准备:体重磅、身长测量仪、软尺、听诊器、记录本、棉签、弯盘、手消毒液	4		
	环境准备:安静、安全、室温26~28 ℃,光线明亮	4		
评估(10分)	新生儿分娩经过、Apgar评分、体重、性别	5		
	孕周、分娩过程,有无影响新生儿体检的其他因素	5		

续表 4-3

项目		操作要求	分值	考试评分	备注
操作要点（70 分）	新生儿身体评估	将新生儿放在台秤上，称体重	5		
		用身长测量仪测量身长	5		
		将新生儿放在辐射台上测量头围	5		
		评估新生儿皮肤黏膜情况	5		
		评估新生儿前囟门和头颅情况	5		
		评估新生儿五官情况	5		
		评估新生儿肩颈情况	5		
		评估新生儿心肺情况	5		
		评估新生儿腹部情况	5		
		评估新生儿外生殖器、肛门情况	5		
		评估新生儿四肢	5		
		评估新生儿脊柱	5		
		再次核对新生儿信息，将其送回产妇身边	5		
		整理用物，洗手，记录结果	5		
整体评价（10 分）		态度和蔼，与产妇/家属沟通及时有效	5		
		操作熟练、规范，健康指导或回答问题正确	5		
总分			100		

【选择题】

1. 新生儿身体评估的描述中，异常情况为　（　　）
   A. 鼻尖有白色针尖大小密集的粟粒疹
   B. 牙龈处有小白点
   C. 新生儿颅骨软，骨缝未闭，有前囟和后囟
   D. 新生儿皮肤红润
   E. 新生儿张口呼吸
2. 头围是指　（　　）
   A. 眉骨上突起到枕骨后结节横向绕头一周的长度
   B. 眉骨上突起到枕骨隆突横向绕头一周的长度
   C. 前囟中点到枕骨后结节横向绕头一周的长度
   D. 前囟中点到枕骨隆突横向绕头一周的长度
   E. 眉骨中点到枕骨后结节横向绕头一周的长度

3. 新生儿外观评估的内容包括(多选题)　　(　　)

A. 面部　　B. 颈肩

C. 胸肺　　D. 呼吸系统

E. 脊柱

【选择题答案】

1. E　2. A　3. ABCE

【评判性思考】

早产儿身体评估与足月儿有何不同?

(牛　鹏)

项目四 新生儿沐浴技术

【实验学时】

2 学时。

【实验类型】

技能型实验。

【学习目标】

掌握新生儿沐浴技术及意义。

【实验目的】

1. 保持婴儿皮肤清洁、舒适，增强皮肤排泄和散热功能。
2. 有助于观察新生儿全身情况，尤其是皮肤情况。

【临床案例】

王某之宝，女，足月顺产，产后 5 d，新生儿一切正常，请你为新生儿进行沐浴。

【实验准备】

1. 护士准备：着装整洁，穿围裙，洗手，戴口罩。
2. 用物准备：浴盆、水温计、热水、沐浴液、平整便于操作的处置台、大小毛巾、婴儿尿布及衣服、包被、棉签、碘伏、护臀膏、磅秤、弯盘，根据需要准备指甲剪等。
3. 新生儿准备：进食后 1 h 进行沐浴。
4. 环境准备：关闭门窗，室温调节至 26 ~ 28 ℃，水温 38 ~ 42 ℃。

【操作步骤】

（一）操作前核对、评估、与新生儿家属沟通

1. 核对医嘱、核对新生儿身份。
2. 评估新生儿身体情况和皮肤状况。
3. 评估新生儿哺乳时间、精神状况。

（参考解释语）

您好，能告诉我您的床号和姓名吗？（1 床，王××）王女士，您好，为了促进您的宝宝

皮肤清洁舒适，增加皮肤排泄和散热能力，现在需要给您的宝宝沐浴，来我看看宝宝的情况，宝宝哭声响亮，呼吸平稳，皮肤完好，没有破损，四肢活动良好，脐带未脱落，脐轮无红肿，无渗血、渗液。宝宝是什么时候吃的奶？（吃了有 20 min 吧）那好，再等 40 min，我们通知您给宝宝洗澡。现在我们先去准备一下。

（二）操作过程

1. 再次核对新生儿信息，在家属陪同下将新生儿带至沐浴室。

2. 操作台上按照使用顺序备好浴巾、衣服、尿布、包被等。

3. 浴盆内备好热水，水温 38～42 ℃。

4. 再次核对新生儿，抱其于操作台上，脱衣服，解尿布（注意观察全身情况，查看脐部及臀部皮肤状况），称重，用毛巾包裹。

5. 用左前臂托住新生儿背部，左手掌托住头颈部，拇指和中指分别将新生儿双耳郭折向前按住，防止水流入耳内，左臂及腋下夹住新生儿臀部及下肢，将头移至盆边。

6. 用小毛巾擦洗新生儿双眼，方向由内眦向外眦，接着擦洗面部，注意擦洗耳后皮肤皱褶处，用棉签清洁鼻孔；洗发液清洗头部，用清水洗净。

7. 左手握住新生儿左肩及腋窝处，使头颈部枕于操作者左前臂；用右手握住新生儿左腿靠近腹股沟处，轻放于水中。

8. 保持左手的握持，用右手抹沐浴液按顺序洗颈下、胸、腹、腋下、上肢、手、会阴、下肢，边洗边冲净沐浴液。

9. 以右手从新生儿前方握住左肩及腋窝处，使其头颈部俯于操作者右前臂，左手冲洗新生儿后颈、背部、臀部及下肢。

10. 沐浴后将新生儿从水中抱出，迅速用毛巾包裹全身并擦干，检查全身各部位，根据新生儿情况进行必要的脐部、臀部和皮肤护理（图 4-4）。

新生儿沐浴

11. 包好尿布、穿衣，核对手腕带和床号，返回病房。

12. 整理用物，洗手记录。

（常用解释语）

王女士，请您再次核对一下宝宝信息，现在她已经沐浴过了，过一会可以喂奶了，您还有什么问题吗？（没有）如果有需要请及时按呼叫器叫我，谢谢您的配合。

【操作流程图】

新生儿沐浴技术见图 4-5。

洗手，戴口罩，准备用物，核对新生儿，向其家属解释目的

↓

调整水温、室温，提前准备所需物品

↓

再次核对新生儿信息，脱衣服、尿布，称重

↓

清洗新生儿的面部(眼睛→额头→鼻翼→面部→下颌)

↓

清洗新生儿颈下、胸、腹、腋下、上肢、手、会阴、下肢

↓

清洗新生儿后颈、背部、臀部及下肢

↓

检查新生儿全身各部位,根据情况给予脐部、臀部和皮肤护理

↓

给新生儿穿衣,核对新生儿信息,送回病房

↓

整理、记录

图 4–5　新生儿沐浴技术

【注意事项】

1. 严格执行查对制度及操作规程。

2. 环境安静、温度适宜。

3. 沐浴应在婴儿进食后 1 h 进行。

4. 注意保暖,避免受凉;注意水温,防止烫伤;不可将婴儿单独留在操作台上,防止坠落。

5. 注意保护未脱落的脐带残端,可用脐带贴保护脐部。

6. 婴儿头部如有结痂不可用力去除,可涂油剂浸润,待痂皮软化后清洗。

【操作评分标准】

新生儿沐浴技术操作评分标准见表 4–4。

表 4–4　新生儿沐浴技术操作评分标准

项目	操作要求	分值	考试评分	备注
操作前准备(15 分)	护士准备:洗手、戴口罩、剪指甲	2		
	新生儿:沐浴于喂奶前或喂奶后 1 h 进行	3		
	用物准备:浴盆、水温计、热水、婴儿浴液、婴儿洗发液、平整便于操作的处置台、大小毛巾、婴儿尿布及衣服、包被、棉签、碘伏、护臀膏、磅秤、弯盘,根据需要准备指甲剪等	5		
	环境准备:室温调节至 26 ~ 28 ℃	5		

续表 4-4

项目	操作要求	分值	考试评分	备注
操作步骤（70 分）	新生儿身体情况和皮肤情况，新生儿的合作程度	5		
	携用物至操作台，按使用顺序摆放好用物	3		
	调试水温 38 ~42 ℃	2		
	铺设大毛巾，将新生儿放浴巾上，解开包被和衣服，核对新生儿信息	5		
	测量新生儿体重，检查全身情况并记录	5		
	用小毛巾擦拭双眼，由内眦向外眦，更换毛巾以同法擦另一眼、耳和面部（额头→鼻翼→颊部→下颌）	10		
	左手掌托住头颈部，拇指和中指分别将新生儿双耳郭折向前按住，堵住外耳道口洗头部：倒少许沐浴露于手心上，先洗头部再洗耳后，并用清水冲净沐浴露	10		
	护士一只手经背部环抱新生儿肩部及对侧腋窝，另一只手按颈部→胸部→腹部→腋下→上肢→手→会阴→下肢→后颈→背部→臀部的顺序清洗全身。然后将新生儿抱起迅速用大毛巾擦干	15		
	耳鼻处理：用棉签清洁鼻孔	5		
	检查全身各部位，根据新生儿情况进行必要的脐部、臀部和皮肤护理	5		
	整理用物，洗手，记录结果	5		
整体评价（15 分）	态度和蔼，与产妇/家属沟通及时有效	5		
	操作熟练、规范	5		
	语言清晰、健康指导或回答问题正确	5		
总分		100		

【选择题】

1. 新生儿盆浴的操作步骤，描述不正确的是 （ ）

A. 擦洗面部时，用毛巾由内眦向外眦轻轻擦拭眼睛

B. 擦洗面部时禁用肥皂

C. 擦洗头部时将患儿双耳郭向前折叠堵住外耳道口，防止水流入耳内

D. 最后用棉签清洁鼻腔

E. 擦洗面部，用毛巾由外眦向内眦轻轻擦拭眼睛

2. 新生儿盆浴时应关闭门窗，室温调节至　　　　（　　）

A. 22～28 ℃　　B. 23～26 ℃

C. 26～28 ℃　　D. 20～27 ℃

E. 21～29 ℃

3. 新生儿盆浴的目的是　　　　（　　）

A. 使其清洁舒适

B. 促进血液循环

C. 帮助皮肤排泄和散热，活动肌肉和肢体

D. 观察全身情况，尤其是皮肤情况

E. 以上都正确

【选择题答案】

1. E　2. C　3. E

【评判性思考】

1. 在沐浴时如何保证新生儿的安全？
2. 如果新生儿为早产儿，沐浴中应注意什么？

（牛　鹏）

项目五 新生儿游泳技术

【实验学时】

2学时。

【实验类型】

技能型实验。

【学习目标】

1. 能安全地为新生儿进行游泳。
2. 能说出新生儿游泳的意义。

【实验目的】

1. 促进新生儿大脑发育,提高新生儿智力。
2. 促进新生儿血液循环,活动肌肉和肢体。
3. 提高新生儿心肌收缩力,增加肺活量,减少呼吸道感染。

【临床案例】

王××之宝,足月顺产7 d,现情况良好,无黄疸,脐带未脱落,无红肿、渗出。请你为其实施游泳操作。

【实验准备】

1. 护士准备:着装整洁,洗手,戴口罩。

2. 用物准备:新生儿游泳圈和游泳桶、操作台、水温计、润肤液、肚脐贴、一次性浴膜、75%乙醇、棉签、弯盘、毛巾、浴巾、干净的衣物、尿布、36~37 ℃温水。

3. 新生儿准备:询问新生儿睡眠和喂养的时间。避免在空腹、饱腹及精神不佳的情况下游泳。

【操作步骤】

(一)操作前核对、评估、与新生儿父母沟通

1. 核对医嘱、核对新生儿身份。
2. 评估新生儿的出生经过、日龄、健康状况。

3. 评估新生儿全身皮肤的完整性，有无感染及破损，有无影响游泳的其他因素。

4. 评估产妇（家属）对新生儿游泳的认知度与心理需求。

（参考解释语）

您好，能告诉我您的姓名？（王××），王女士，为了促进您的宝宝大脑发育，活动宝宝的肌肉和肢体，促进血液循环和提高心肌收缩力，增加肺活量，现在要给您的宝宝进行新生儿游泳。请您配合一下好吗？现在让我检查下宝宝皮肤情况。宝宝是什么时候吃的奶？有没有其他不适，（吃了 1 h 了）经检查宝宝皮肤完整无破损，情况良好可以游泳，一会我们会在宝宝的脖子上套个泳圈，把她放在游泳池里，也会给她做些适当的被动运动。您还有其他疑问吗？（没有）那好，请您和宝宝跟我来。

（二）操作过程

1. 核对新生儿信息，关闭门窗，保持室温 26 ~ 28 ℃。检查水温及用物，检查游泳圈安全性。

2. 在操作台铺大浴巾，脱去新生儿衣物，核对腕带及全身状况，脐带未脱落者贴护脐贴。

3. 将新生儿扶起，一只手托住头、颈、背部，注意保护前胸。另一只手快速将颈圈套入婴儿颈部，检查婴儿的双耳和下颌是否露于颈圈上，纽带是否扣紧粘牢。

4. 一只手托着新生儿头颈背部，另一只手托着臀部将其缓慢放入水中，给予轻轻抚触并协助肢体伸展活动，使其逐步适应。

5. 新生儿头部始终保持在水面上，自由运动 10 min。

6. 游泳结束后，环抱新生儿躯干离开泳池，将新生儿放置于操作台上，取下泳圈，沐浴，用大浴巾包裹，擦干全身，消毒脐带，做好皮肤和臀部护理，用消毒棉签吸净鼻孔和外耳道的水渍。

7. 核对新生儿信息，穿好尿布和衣服，裹好包被，送回病房。

8. 整理用物，洗手记录。

（参考解释语）

王女士，您好，请您再次核对一下宝宝信息。现在宝宝游泳结束了，整个过程都挺顺利，小宝宝也喜欢游泳，在水里时比较兴奋，以后可以经常游泳，这对促进宝宝的生长发育十分有益。

9. 按消毒技术规范要求分类处理使用后物品。

【操作流程图】

新生儿游泳技术见图 4-6。

洗手，戴口罩，准备用物，核对新生儿，向产妇解释游泳目的

↓

保持室温 26 ~ 28 ℃。检查水温及用物，检查游泳圈安全性

↓

脱去新生儿衣物，核对腕带及全身状况，脐带未脱落者贴护脐贴

↓

将颈圈套入婴儿颈部，检查婴儿的双耳和下颌是否露于颈圈上，纽带是否扣紧粘牢

↓

将新生儿放入水中，协助肢体伸展活动

↓

协助新生儿肢体被动做操，新生儿水中自由活动

↓

将新生儿放置于操作台上，取下泳圈，沐浴，擦干全身，消毒脐带

↓

核对新生儿信息，穿好衣服，送新生儿回病房

图 4-6　新生儿游泳技术

【注意事项】

1. 严格执行查对制度及操作规程。

2. 环境安静、温湿度适宜。

3. 游泳前检查泳圈质量，确保安全。

4. 游泳时需要操作者全程监护，新生儿距离看护者一臂之内。游泳时监护人不可只抓住颈圈来移动水中的婴儿，而是要抓住婴儿的手来缓慢移动婴儿。

5. 密切观察新生儿反应，新生儿出现呛咳、呼吸困难、哭闹等应立即停止游泳，并及时处理。

6. 吃奶后 1 h 游泳，每次控制在 10 min 左右，游泳完毕后根据需要喂奶，安抚新生儿休息，缓解婴儿疲劳。

7. 游泳桶内套一次性塑料袋，1 人 1 桶。

8. 以下新生儿不宜游泳：Apgar<8 分的新生儿；有新生儿并发症或需要特殊治疗的婴儿；胎龄<32 周的早产儿，或出生体重<2000 g 的新生儿；皮肤破损或感染的新生儿。

【操作评分标准】

新生儿游泳技术操作评分标准见表 4-5。

表 4–5　新生儿游泳技术操作评分标准

项目		操作要求	分值	考试评分	备注
操作前准备（10 分）		护士准备洗手、戴口罩	3		
		新生儿处于清醒、非饥饿状态	2		
		用物准备:新生儿游泳圈和游泳桶、润肤液、肚脐贴、一次性浴膜、75% 乙醇、棉签、弯盘、毛巾、浴巾、干净的衣物、尿布、36 ~ 37 ℃温水	5		
评估（5 分）		新生儿意识及精神状况	2		
		新生儿全身皮肤状况	3		
操作步骤（70 分）	准备	核对新生儿信息,调节室温	5		
		检查新生儿游泳圈	5		
	新生儿游泳	再次核对新生儿,脱去其衣物,脐带未脱落者贴护脐贴	5		
		一个人扶坐起新生儿,一只手托住颈背部,另一只手保护前胸。另一个人快速将颈圈套入婴儿颈部,检查婴儿的双耳和下颌是否露于颈圈上,纽带是否扣紧粘牢	10		
		将新生儿缓慢放入水中,并握其双手轻轻在水中摆动,直至婴儿紧张感消失	10		
		引导新生儿游泳 10 min	5		
		安全防护:新生儿距离看护者一臂之内,密切观察新生儿反应,出现呛咳、呼吸困难、哭闹等立即停止游泳,并及时处理	10		
		泳毕,环抱新生儿躯干离开泳池,将新生儿置于操作台上,取下泳圈,沐浴	5		
		用酒精消毒脐部,擦干全身,穿衣服	5		
		再次核对新生儿信息,将其送回病房	5		
		整理用物,洗手,记录结果	5		
操作后评价（15 分）		态度和蔼,与产妇/家属沟通及时有效	5		
		操作熟练、规范	5		
		语言清晰、健康指导或回答问题正确	5		
总分			100		

【选择题】

1. 游泳时,新生儿与看护者之间的距离为 ( )
   A. 1 m　B. 一拳
   C. 一臂　D. 一掌
   E. 一指
2. 关于新生儿游泳,描述不正确的是 ( )
   A. 游泳前应检查泳圈质量,确保安全
   B. 新生儿脐带未脱落者,游泳前贴护脐贴
   C. 游泳期间应密切观察新生儿反应
   D. 哺乳后即可带新生儿游泳
   E. 游泳时如果新生儿出现呛咳、呼吸困难、哭闹等应立即停止游泳
3. 新生儿游泳的目的是(多选题) ( )
   A. 促进新生儿大脑发育　B. 促进新生儿血液循环
   C. 增强新生儿呼吸功能　D. 增加肺活量
   E. 活动肌肉和肢体

【选择题答案】

1. C　2. D　3. ABCDE

【评判性思考】

1. 游泳中如何做到新生儿安全防护?
2. 新生儿游泳时将游泳圈套在新生儿颈部,此时可采取何种措施保护新生儿颈部?

(牛　鹏)

项目六　新生儿抚触技术

【实验学时】

2 学时。

【实验类型】

技能型实验。

【学习目标】

1. 能熟练操作新生儿抚触技术。
2. 能帮助产妇(家属)了解新生儿抚触的意义并指导产妇(家属)实施新生儿抚触。

【实验目的】

1. 促进母婴情感交流,满足新生儿情感需求。
2. 促进新生儿神经系统的发育,提高新生儿应激能力。
3. 促进新生儿免疫系统完善,提高免疫力。
4. 促进新生儿对食物的吸收,增加新生儿体重。

【临床案例】

王××之宝,新生足月男婴,出生后第 3 天,体重 3300 g,出生 1 min Apgar 评分 9 分,现一般情况良好,作为他的责任护士,请为他的母亲王女士讲解抚触的意义,并为此宝宝进行婴儿抚触。

【实验准备】

1. 操作者:洗手、修剪指甲、摘取手表、戴口罩。
2. 新生儿:喂奶前或后 1 h 抚触,处于清醒状态,不哭闹。
3. 用物准备:润肤油、浴巾、抚触台、尿布、清洁衣物等。
4. 环境准备:环境整洁、安静、安全,室温调节至 28 ~ 30 ℃。

【操作步骤】

(一)操作前核对、评估、与患者沟通

1. 核对医嘱、核对新生儿身份。

2. 评估新生儿出生时 Apgar 评分、日龄、健康状况等。

3. 评估新生儿精神状态(清醒不烦躁)、喂养情况、全身皮肤的完整性,有无感染及破损,有无影响抚触的其他因素。

4. 评估产妇(家属)对新生儿抚触的认知度与心理需求。

(参考解释语)

您好,能告诉我您的床号和姓名吗?(6 床,王××)王女士,您好,您的宝宝出生 3 d 了,为了促进其神经系统发育、提高免疫力和食欲,进一步增加母子交流,需要给宝宝做抚触,我先做几遍,您慢慢学,哪里不会可随时咨询我,学会了回家后条件许可,可经常给孩子抚触,这对促进宝宝发育十分有益。

(二)操作过程

1. 核对新生儿信息,再次核对用物,关闭门窗,保持室温 28 ~30 ℃。

2. 将新生儿放于铺好浴巾的抚触台上,脱去新生儿衣物,检查新生儿全身状况。

3. 操作者清洁并温暖双手,倒婴儿润肤油于手掌心,相互揉搓。

4. 抚触时机:喂奶前后 1 h,新生儿不哭闹、清醒状态。

5. 抚触要求:开始轻柔,逐渐增加压力;每个部位的动作重复 4 ~6 次;全部操作时间为 10 ~15 min。

6. 抚触顺序:头面部→胸部→腹部→四肢→背。

头面部:两拇指指腹从眉间滑向两侧至发际(图 4-7)。两拇指从下颌部中央向两侧向上滑动成微笑状(图 4-8);一只手轻托婴儿头部,另一只手指腹从婴儿一侧前额发际托向枕后,避开囟门,中指停在耳后乳突部轻压一下,换手,同法抚触另一侧(图 4-9)。

胸部:双手掌分别从胸部的外下方,靠近两侧肋下缘处向对侧外上方滑动至婴儿肩部,交替进行。避开新生儿乳头(图 4-10)。

新生儿抚触

腹部:双手交替,分别按顺时针方向按摩婴儿腹部,避开脐部和膀胱(图 4-11)。

四肢:双手呈半圆形交替握住婴儿的上臂向腕部滑行,滑行中,从近端向远端分段挤捏上肢;用拇指从手掌心按摩到手指,并从手指两侧轻提拉每个手指(图 4-12);同法依次抚触婴儿的对侧上肢和双下肢(图 4-13)。

背部:使婴儿呈俯卧位,头偏向一侧。以脊柱为中线,两手掌分别于脊柱两侧由中央向两侧滑行,从背部上端开始逐渐下移到臀部,最后由头顶沿脊椎抚触至臀部(图 4-14)。

7. 为新生儿穿好衣服、垫好尿布,核对新生儿信息,送回病房。适当对产妇及家属进行健康教育。

8. 整理用物,洗手,记录抚触时间、婴儿状况。

【操作图片】

(参考解释语)

王女士,您好,您的宝宝已经做好抚触了,宝宝情况良好。有的宝宝刚开始时不太适应会有点烦躁,慢慢地就会享受这个过程。

【操作流程图】

新生儿抚触技术见图4－15。

洗手，戴口罩，准备用物，核对新生儿，向家属解释目的

↓

备好用物，调节适宜室温，将新生儿平放于操作台上

↓

脱去新生儿衣物，检查新生儿全身状况

↓

操作者清洁并温暖双手，倒婴儿润肤油于手掌心，相互揉搓

↓

按照“头面部→胸部→腹部→四肢→背”顺序为新生儿抚触

↓

抚触结束，核对新生儿信息，包好尿布，送回病房

↓

记录抚触时间、婴儿状况

图4－15　新生儿抚触技术

【注意事项】

1. 严格执行查对制度及操作规程。

2. 重复使用的物品一人一用一消毒。

3. 严格掌握抚触时机，在喂奶前后1 h，不哭闹、清醒状态下进行，避免在新生儿饥饿时抚触。

4. 根据新生儿状态决定抚触时间，一般为10～15 min，最好在新生儿沐浴后进行。

5. 抚触者对胸部进行抚触时，注意避开新生儿乳头；进行腹部抚触时，注意避开新生儿脐部和膀胱部位；进行背部抚触时，应避开脊柱；抚触结束，包裹好新生儿后抱起做安抚。

6. 抚触时应注意与新生儿进行目光和适宜的语言交流；鼓励家长积极参与。

7. 抚触过程中观察新生儿情况，如果新生儿出现哭闹、肌张力升高、兴奋性增加、肤色改变等，应暂时停止抚触，如持续1 min以上应完全停止抚触。

【操作评分标准】

新生儿抚触技术操作评分标准见表4－6。

表4-6　新生儿抚触技术操作评分标准

项目		操作要求	分值	考试评分	备注
操作前准备（10分）		护士:洗手、修剪指甲、戴口罩	2		
		新生儿:处于清醒、非饥饿状态	2		
		用物准备:润肤油、毛巾、抚触台、尿布、清洁衣物	3		
		环境准备:环境整洁、安静、安全,室温调节至28～30 ℃	3		
评估（10分）		新生儿意识及精神状况	3		
		新生儿全身皮肤状况	4		
		评估产妇(家属)对新生儿抚触的认知度与心理需求	3		
操作步骤（65分）	准备	核对新生儿信息,铺设大毛巾,核对室温	3		
		将新生儿放在浴巾上,解开衣服,检查全身状况	4		
	新生儿抚触	护士清洁并温暖双手,倒婴儿润肤油于手掌心,相互揉搓	3		
		抚触顺序为:头面部→胸部→腹部→四肢→背。要求动作到位,开始轻柔,然后逐渐用力。整套动作要熟悉连贯,每个部位动作重复4～6次	8		
		头面部:两拇指指腹从眉间滑向两侧至发际;两拇指从下颌中央向两侧向上滑动成微笑状;一只手轻托婴儿头部,一只手指腹从婴儿一侧前额发际托向枕后,避开囟门,中指停在耳后乳突部轻压一下,换手,同法抚触另一侧	8		
		胸部:双手掌分别从胸部的外下方,靠近两侧肋下缘处向对侧外上方滑动至婴儿肩部,交替进行	8		
		腹部:双手指分别按顺时针方向按摩婴儿腹部,避开脐部和膀胱	8		
		四肢:双手呈半圆形交替握住婴儿的上臂向腕部滑行,滑行中,从近端向远端分段挤捏上肢;用拇指从手掌心按摩到手指,并从手指两侧轻提拉每个手指;同法依次抚触婴儿的对侧上肢和双下肢	8		
		背部:使婴儿呈俯卧位,以脊柱为中线,两手掌分别于脊柱两侧由中央向两侧滑行,从背部上端开始逐渐下移到臀部,最后由头顶沿脊椎抚触至臀部	8		
		再次核对新生儿信息,将其送回病房	2		
		整理用物,洗手,记录结果	5		

续表 4-6

项目	操作要求	分值	考试评分	备注
整体评价（15 分）	态度和蔼，与产妇/家属沟通及时有效	5		
	操作熟练、规范	5		
	语言清晰、健康指导或回答问题正确	5		
总分		100		

【选择题】

1. 关于新生儿抚触，描述不正确的是 （　　）
   A. 抚触的顺序为头部→胸部→腹部→四肢→背部
   B. 抚触在进食后就可以进行
   C. 抚触中如果婴儿哭闹，可暂停抚触
   D. 抚触时调节室温 28 ℃
   E. 每次抚触时间 10 ~ 15 min 为宜
2. 关于抚触意义的描述，不正确的是 （　　）
   A. 可促进婴儿与父母的情感交流
   B. 可促进婴儿神经系统发育
   C. 可提高婴儿免疫力
   D. 可加快食物的消化吸收
   E. 可使婴儿应激能力降低

【选择题答案】

1. B　2. E

【评判性思考】

1. 若新生儿腹泻，请思考在为其做抚触时，腹部的按摩方向是什么？

2. 中医推拿中的捏脊疗法中，对新生儿背部的按摩通常是从下向上进行的，这与我们的新生儿抚触有什么区别？

（牛　鹏）

项目七 新生儿预防接种技术

一、新生儿乙肝疫苗接种技术

【实验学时】

1 学时。

【实验类型】

技能型实验。

【学习目标】

1. 掌握乙肝疫苗接种技术和意义。
2. 识别乙肝疫苗接种后的一般反应和异常反应。

【实验目的】

通过接种疫苗,使新生儿体内产生抗体,预防乙肝病毒感染。

【临床案例】

王××之宝,足月女婴,2 h 前剖宫产出生,体重 3 460 g,出生 1 min Apgar 评分为 9 分,请问该女婴适合接种乙肝疫苗吗? 如何操作?

【实验准备】

1. 护士准备:着装整洁,洗手,戴口罩。
2. 用物准备:治疗盘、乙肝免疫疫苗(冷藏保存)、75% 乙醇、棉签、专用自毁型注射器、无菌纱布 1 块、砂轮、弯盘、乙肝疫苗接种卡。

生物制品:制品名称、剂量、批号、有效期及生产单位,并做好登记;安瓿有无裂痕,药液有无发霉、异物、凝块、变色或冻结等,若发现药液异常,立即停止使用。

3. 新生儿准备:身份识别(床号、姓名、出生年月、出生体重、年龄、住院号等),新生儿出生 24 h 内进行接种,向新生儿家属解释操作目的,取得其配合。

【操作步骤】

(一)操作前核对、评估、与家属沟通

1. 核对医嘱、核对新生儿身份(腕带、脚环信息)。

2. 评估产妇是否为乙肝病毒携带者或乙肝病毒患者；对乙肝疫苗接种目的及注意事项的认知。

3. 评估新生儿出生时间和出生时状况，新生儿有无接种禁忌证及接种部位皮肤情况。

（参考解释语）

您好，我是护士张××，能告诉我您的名字吗？（王××）您好，为防止乙肝病毒感染，现需要给您的宝宝注射乙肝疫苗，希望您配合。（好的）

（二）操作过程

1. 携接种卡至床边，与家属核对新生儿信息：姓名、床号、性别、出生时间、出生体重。告知产妇及家属接种目的及注意事项，签署知情同意书后推新生儿至接种室。

2. 洗手、戴口罩，在接种室备药，根据医嘱选择注射剂量，核对无误后将乙肝疫苗充分摇匀，用专用自毁型注射器抽取待用。

3. 再次核对新生儿信息；将新生儿放于操作台上。

4. 再次核对药液的药名、剂量、浓度、批号、有效期以及新生儿注射部位。

5. 暴露新生儿右臂三角肌，用75%乙醇消毒该处皮肤，待干。绷紧注射部分皮肤，呈70°～90°快速肌内注射，根据情况刺入针头的1/2～2/3长，固定针管，放松皮肤，回抽无血时缓慢注射药物，注射完毕后，快速拔出针头，用棉签轻压注射部位。

6. 再次核对新生儿及药物信息、注射部位。

7. 给新生儿穿好衣物，妥善安置。

8. 操作后观察新生儿15～30 min，有无接种反应。

9. 告知产妇及家属，乙肝疫苗接种后一般无不良反应，个别接种部位有轻度的红、肿，很快会消退。

（参考解释语）

您好，王女士，您的宝宝已注射完乙肝疫苗，一般没有什么不良反应，个别的可能会出现局部轻度红、肿，但很快就会消退，请您注意观察，如果有什么异常情况，请随时呼叫我们，我们也会经常巡视观察。

10. 整理用物。洗手、取口罩。

11. 填写乙肝疫苗接种卡并登记。

12. 指导产妇及家属

（1）接种部位24～48 h内避免触碰。

（2）一般疫苗注射24 h内，因注射部位疼痛新生儿会出现哭闹，多数于1～2天内消失。如出现异常及时就诊。

（3）新生儿在其出生12 h内注射乙肝免疫球蛋白和乙肝疫苗后，可接受HBsAg阳性母亲哺乳。

（4）新生儿于1月龄和6月龄时需携带接种卡到当地社区接种剩余两针乙肝疫苗。

（5）在周岁时复查免疫情况，免疫成功者，3～5年加强；失败者应重复基础免疫。

【操作流程图】

新生儿乙肝疫苗接种技术见图4-16。

洗手，戴口罩，准备用物，核对产妇与新生儿，解释目的

↓

核对医嘱，备药

↓

推新生儿至接种室，再次核对，注射

↓

呈70°～90°快速肌内注射，固定针栓，放松皮肤，回抽无血，注入疫苗，注射完毕后，快速拔针，棉签轻压注射部位

↓

再次核对新生儿及药物信息、注射部位

↓

给新生儿穿好襁褓，观察15～30 min，有无接种反应

↓

整理用物，洗手，登记，指导产妇及家属

图4-16　新生儿乙肝疫苗接种技术

【注意事项】

1. 严格执行查对制度和无菌操作原则，严格遵守消毒隔离原则。

2. 注射部位、剂量、操作方法等应做到准确无误。

3. 禁忌证：家族对乙肝疫苗任何成分过敏者；新生儿患急性疾病、严重慢性疾病、发热者；母亲使用免疫抑制剂以及化疗药物、抗代谢药物、细胞毒性类药物、皮质醇类药物等。

4. 新生儿若无乙肝疫苗注射禁忌证，应遵医嘱在出生后24 h内注射乙肝疫苗。

5. 乙肝疫苗严禁冻结，放冰箱冷藏，温度为2～8 ℃。取出后需立即使用，必要的时候可短时间放在冰排上待用，避免受到阳光直射。

6. 注射前应摇匀，疫苗安瓿开启后应立即使用，超过1 h未用完，应弃之。

7. 接种过疫苗的新生儿出院时及时发放接种卡，告知产妇及家属新生儿复种乙肝疫苗的时间及注意事项。

【操作评分标准】

新生儿乙肝疫苗接种技术操作评分标准见表4-7。

表4-7　新生儿乙肝疫苗接种技术操作评分标准

项目		操作要求	分值	考试评分	备注
操作前准备（10分）		护士准备：着装整洁、洗手、戴口罩	5		
		用物准备：用物齐全、放置合理	5		
评估（10分）		新生儿出生情况、身体状况	5		
		注射部位皮肤情况，有无接种禁忌证	5		
操作要点（60分）	准备	核对产妇、新生儿信息，告知产妇及家属接种目的，取得配合	5		
		接种室备药，根据医嘱选择注射剂量，乙肝疫苗充分摇匀，用专用自毁型注射器抽取待用	10		
	疫苗接种	再次核对新生儿信息；将新生儿放于操作台上	5		
		再次核对药液的药名、剂量、浓度、批号、有效期以及新生儿注射部位	5		
		安全注射	15		
		再次核对新生儿信息及注射部位	5		
		给新生儿穿好襁褓，妥善安置	5		
	健康指导	观察婴儿15～30 min，有无接种反应；指导产妇及家属乙肝疫苗接种后的注意事项，剩余两针乙肝疫苗的接种时间、地点及方法。在周岁时复查免疫情况	10		
操作后终末处置（5分）		整理用物，洗手、记录	5		
操作后评价（15分）		态度和蔼，与产妇/家属沟通及时有效	5		
		动作轻柔、准确，操作熟练、规范，符合原则	5		
		语言清晰、健康指导或回答问题正确	5		
总分			100		

【选择题】

1. 接种室空气消毒应用紫外线灯照射 ( )
   A. 30 min B. 40 min
   C. 50 min D. 60 min
   E. 120 min
2. 以下哪种消毒剂可用于乙肝疫苗受种者的皮肤消毒 ( )
   A. 75%乙醇 B. 95%乙醇
   C. 2%碘酊 D. 0.2%安尔碘
   E. 0.5%碘伏
3. 乙肝疫苗的免疫程序是“0、1、6”,“0”是指新生儿出生后( )内
   A. 8 h B. 12 h
   C. 24 h D. 48 h
   E. 72 h

【选择题答案】

1. A 2. A 3. C

【评判性思考】

1. 如果母亲为乙肝表面抗原阳性者,则新生儿应如何预防接种?
2. 新生儿注射乙肝免疫球蛋白后出现发热、呕吐等症状应如何处理?

二、新生儿卡介苗接种技术

【实验学时】

1 学时。

【实验类型】

技能型实验。

【学习目标】

1. 掌握卡介苗接种技术和意义。
2. 掌握卡介苗接种后的反应和处理方法。

【实验目的】

通过接种疫苗,使新生儿体内产生抗体,防止结核菌感染。

【临床案例】

王××之宝,男,足月顺产,出生体重 3 460 g,出生 1 min Apgar 评分为 10 分,请为该男

婴接种卡介苗。

【实验准备】

1. 护士准备：着装整洁，洗手，戴口罩。

2. 用物准备：治疗盘、75%乙醇、棉签、无菌纱布 1 块、砂轮、1 mL 注射器、弯盘、卡介苗及稀释液、卡介苗接种卡。

生物制品：制品名称、剂量、批号、有效期及生产单位，并做好登记；安瓿有无裂痕，药液有无发霉、异物、凝块、变色或冻结等，若发现药液异常，立即停止使用。

3. 新生儿准备：身份识别（床号、姓名、出生年月、出生体重、年龄、住院号等），新生儿无接种禁忌证，向新生儿家属解释操作目的，取得其配合。

【操作步骤】

（一）操作前核对、评估、与家属沟通

1. 核对医嘱、核对新生儿身份（腕带、脚环信息）。

2. 评估产妇对新生儿卡介苗接种目的及注意事项的认知。

3. 评估新生儿出生时间和出生情况，有无接种禁忌证及接种部位皮肤情况。

4. 评估环境是否安静整洁、温暖舒适、避免阳光直射。

（参考解释语）

您好，我是护士张××，能告诉我您的名字吗？（6 床，王女士）您好，为防止结核菌感染感染，现需要给您的宝宝注射卡介苗，希望您配合。（好的）

（二）操作过程

1. 双人核对医嘱、卡介苗接种卡与新生儿登记本的信息。

2. 携接种卡至床边，与产妇或家属核对新生儿信息：姓名、床号、性别、出生时间、出生体重。

3. 告知产妇及家属接种目的及注意事项，签署知情同意书后推新生儿至接种室。

4. 洗手、戴口罩。

5. 在接种室备药，根据医嘱选择注射剂量，核对无误后将卡介苗溶液充分混合，用 1 mL 注射器（或专用自毁型注射器）抽取 0.1 mL 的药液。

6. 再次核对新生儿信息；将新生儿放于操作台上。

7. 再次核对药液的药名、剂量、浓度、批号、有效期以及新生儿注射部位。

8. 暴露新生儿左臂三角肌下缘，用 75%乙醇消毒该处皮肤，涂擦直径大于 5 cm，待干。绷紧注射部分皮肤，针头斜面向上与皮肤呈 10°～15°刺入皮内，固定针栓，注入疫苗 0.1 mL，使注射部位形成圆形隆起的苍白皮丘、毛孔变大，注射完毕后针管顺时旋转 180°后，针头斜面向下时迅速拔出针头，切勿按压。

9. 再次核对新生儿及药物信息、注射部位。

10. 给新生儿穿好襁褓，妥善安置。

11. 操作后观察新生儿 15～30 min，判断有无接种反应。

12. 告知产妇及家属，卡介苗接种后正常反应：接种后 2 ~ 3 周，局部出现红肿硬结，继之中间出现脓疮或溃疡，2 ~ 3 个月，待脓痂脱落后留下一永久性圆形瘢痕；接种后异常反应：接种后局部出现红肿、脓疮、严重溃疡，腋下淋巴结肿大，甚至形成脓肿，应进一步检查。

（参考解释语）

您好王女士，您的宝宝已注射完卡介苗，接种后的 2 ~ 3 周，局部会出现红肿硬结，之后中间会出现脓腔或溃疡，这都是接种后的正常反应，2 ~ 3 个月后，待脓痂脱落自然留下一个永久性圆形瘢痕，请您注意观察，如果出现局部红肿、脓疮、严重溃疡或腋下淋巴结肿大甚至脓肿的异常情况，请及时到医院就诊做进一步检查，不要自行处理。

13. 整理用物。洗手。

14. 填写卡介苗接种卡并登记。

15. 指导产妇及家属

（1）切勿按揉皮丘或揉擦局部以免引起菌苗漏出。

（2）卡介苗接种的作用及接种后的注意事项。

（3）新生儿出生后未能接种卡介苗者，可在 2 个月内补种。

【操作流程图】

新生儿卡介苗接种技术见图 4–17。

洗手，戴口罩，准备用物，核对产妇与新生儿，解释目的

↓

核对医嘱，备药

↓

推新生儿至接种室，再次核对，注射

↓

针头斜面向上与皮肤呈 10° ~ 15° 刺入皮内，固定针管，注入疫苗 0.1 mL

↓

使注射部位形成圆形隆起的苍白皮丘、毛孔变大，注射完毕后针管顺时旋转 180° 后，针头斜面向下时迅速拔出针头，切勿按压

↓

再次核对新生儿及药物信息、注射部位

↓

给新生儿穿好襁褓，妥善安置

↓

整理用物，洗手，登记，指导产妇及家属

图 4–17　新生儿卡介苗接种技术

【注意事项】

1. 严格执行查对制度和无菌操作原则，严格遵守消毒隔离原则。

2. 同时接种两种疫苗时，应该分别接种于不同部位。卡介苗一般接种在左侧上臂。

3. 注射部位、剂量、操作方法等应做到准确无误。

4. 禁忌证：早产、难产、低体重儿或伴畸形的新生儿；新生儿体温在 37.5 ℃以上、腹泻、严重湿疹、急性传染病、心肝肾等慢性疾病，或者严重皮肤疾病等。

5. 卡介苗是活疫苗，应在 2 ~8 ℃条件下运输和避光储存。避免受到阳光直接照射。

6. 疫苗安瓿开启后应在半小时用完，避免日光直射，否则影响效果。

7. 接种前核对卡介苗的药名、剂量、批号和有效期。接种前要先混匀，吸入注射器内应随时摇匀，如发现有不能摇散的颗粒、药瓶有破漏、瓶签不清楚以及菌苗过期情况都应废弃，接种时注意记录批号。

8. 卡介苗接种时忌用碘酊消毒，以免影响对局部反应的观察。

9. 卡介苗皮内注射剂量要准确，严禁皮下注射或肌内注射，防止引起经久不愈的深部寒性脓肿。

10. 做到一人一针管，完整的应交回疾控处理，用完的按医疗废物处置。

11. 因体重不足或疾病原因未接种者，出院时应告知补种时间。

12. 卡介苗接种者年龄如在 2 个月以上，接种前应先做结核菌素试验（1 ∶ 2000），阴性才能接种，只接种 1 次。

13. 接种过疫苗的新生儿出院时及时发放接种卡，向家属讲解相关注意事项。

【操作评分标准】

新生儿卡介苗接种技术操作评分标准见表 4-8。

表 4-8　新生儿卡介苗接种技术操作评分标准

项目		操作要求	分值	考试评分	备注
操作前准备（10 分）		护士准备：着装整洁、洗手、戴口罩	5		
		用物准备：用物齐全、放置合理	5		
评估（10 分）		新生儿出生情况、身体状况	5		
		注射部位皮肤情况，有无接种禁忌证	5		
操作步骤（60 分）	准备	核对新生儿，向产妇及家属解释接种目的，取得配合	5		
		接种室备药，核对无误后将卡介苗溶液充分混合，用 1 mL 注射器（或专用自毁型注射器）抽取 0.1 mL 的药液	10		
		再次核对新生儿信息；将新生儿放于操作台上	5		

续表 4-8

项目		操作要求	分值	考试评分	备注
操作步骤（60 分）	疫苗接种	再次核对药液的药名、剂量、浓度、批号、有效期以及新生儿注射部位	5		
		安全注射	15		
		再次核对新生儿信息及注射部位	5		
		给新生儿穿好襁褓，妥善安置	5		
	健康指导	观察婴儿 15～30 min，有无接种反应；指导产妇及家属卡介苗接种后的注意事项，接种的作用及接种后的反应	10		
操作后终末处置（5 分）		整理用物，洗手、记录	5		
整体评价（15 分）		态度和蔼，与产妇/家属沟通及时有效	5		
		动作轻柔、准确，操作熟练、规范，符合原则	5		
		语言清晰、健康指导或回答问题正确	5		
总分			100		

【选择题】

1. 卡介苗接种事故中常用的治疗药物是（　　）
   A. 异烟肼　　B. 链霉素
   C. 利福平　　D. 吡嗪酰胺
   E. 盐酸肾上腺素
2. 卡介苗和乙肝疫苗保存温度为（　　）
   A. −20 ℃　　B. −4 ℃
   C. 1～2 ℃　　D. 2～8 ℃
   E. 室温保存
3. 疫苗安瓿开启后，灭活疫苗超过多久应废弃（　　）
   A. 0.5 h　　B. 1 h
   C. 1.5 h　　D. 2 h
   E. 2.5 h
4. 疫苗安瓿开启后，活疫苗超过多久应废弃（　　）
   A. 10 min　　B. 15 min
   C. 20 min　　D. 30 min
   E. 60 min

【选择题答案】

1. A　2. D　3. B　4. D

【评判性思考】

1. 卡介苗接种后，健康教育的要点有哪些？
2. 重复接种卡介苗有何不良后果，如何紧急处理？

（张新慧）

项目八 新生儿足底血采集技术

【实验学时】

1 学时。

【实验类型】

技能型实验。

【学习目标】

1. 能顺利完成新生儿足底血标本的采集和送检。
2. 能说出新生儿足底血检查的意义。

【实验目的】

采集新生儿足底血送检，进行新生儿遗传性代谢疾病的筛查，以便早期诊断和治疗，避免对患儿造成不可逆性损伤。

【临床案例】

王××之宝，男，3 d 前足月经阴道分娩，出生体重 3 460 g，出生 1 min Apgar 评分为 10 分。请你为该男婴采集足底血标本送检进行新生儿筛查。

【实验准备】

1. 护士准备：着装整齐，洗手，戴口罩、手套。
2. 用物准备：治疗盘、一次性采血针、75% 乙醇、棉签、采血卡（滤纸）及支架、登记本、手套、利器盒等。

【操作步骤】

（一）操作前核对、评估、与产妇或家属沟通

1. 核对新生儿腕带、脚环信息，核对医嘱。
2. 将新生儿疾病筛查的目的、项目、条件、方式、费用等情况如实告知新生儿的监护人，并签署知情同意书。

（参考解释语）

您好，是王女士吧。恭喜您荣升宝妈！宝宝虽然顺利出生，一些必要的检查是必须

要做的！现在准备对您的宝宝进行足跟血采集，为了筛查3种先天性遗传病：红细胞葡萄糖-6-磷酸脱氢酶缺乏症(G-6-PD)、先天性苯丙酮尿症(PKU)和甲状腺功能低下(CH)。此3种病主要症状是呆傻、反应慢、发育迟缓等。检查出来国家免费治疗，治愈率达95%以上。如果不筛查，将来发病后是很难治愈的，一般采集足跟血后大约1个月内出结果，如为阳性，则怀疑是相关疾病；如果为阴性结果，则为宝宝不存在这3种遗传病！

3. 新生儿评估：出生天数、进食次数、体重、一般情况(病重、输血制品、换血暂时不做)。

4. 环境评估：安静整洁、温暖舒适。

(二)操作前准备

1. 填写采血卡片，做到字清楚，填写完整，卡片内容包括采血单位、母亲姓名、住院号、出生时间、联系人，居住地址。

2. 护士准备：着装整齐，洗手，戴口罩、手套。

3. 物品准备：备齐用物，将用物放在合适的位置，核对采血卡与登记本。

4. 新生儿准备：出生72 h后，7 d之内，并充分哺乳(8次以上)。

(三)操作过程

1. 床旁核对新生儿信息，通知家属将新生儿带到治疗室。

2. 准备好用物并核对采血卡片信息。

3. 再次核对新生儿信息。

4. 打开包被并暴露新生儿足部，按摩新生儿足跟，用75%乙醇消毒皮肤，待干。

5. 左手固定足跟位置，右手持一次性采血针迅速刺入足跟内侧或外侧，深度<3 mm，用干棉签拭去第一滴血，以后流出的血可以取样。

6. 将滤纸片轻轻接触血滴，使血液自然渗透至滤纸背面，使滤纸正反面血斑一致，要求每个血斑直径>8 mm，且不可在同一血斑上重复滴入血液，采集3个血斑即可。然后用干棉签轻压采血部位止血。

7. 将血斑滤纸片悬空平置，自然晾干至深褐色。避免阳光及紫外线照射、烘烤以及挥发性化学物质等污染。

8. 将采集合格的滤纸干血片置于塑料袋内，及时送检或保存于2～8 ℃冰箱中。

【注意事项】

1. 对于各种原因(早产儿、低体重儿、正在治疗疾病的新生儿、提前出院者等)推迟采血者，采血时间一般不超过出生后20 d。

2. 采集合格的滤纸干血片，应当符合以下条件：

(1)至少3个血斑，且每个血斑直径>8 mm。

(2)血滴自然渗透，滤纸正反面血斑一致。

(3)血斑无污染；血斑无渗血环。

【操作评分标准】

新生儿足底血采集技术操作评分标准见表4-9。

表4-9 新生儿足底血采集技术操作评分标准

<table>
<tr><th colspan="2">项目</th><th>操作要求</th><th>分值</th><th>考试评分</th><th>备注</th></tr>
<tr><td colspan="2" rowspan="2">操作前准备
（10分）</td><td>护士着装整洁、洗手、戴口罩</td><td>5</td><td></td><td></td></tr>
<tr><td>用物齐全、放置合理</td><td>5</td><td></td><td></td></tr>
<tr><td colspan="2" rowspan="3">评估与解释
（15分）</td><td>产妇对新生儿疾病筛查的认识和心理反应</td><td>5</td><td></td><td></td></tr>
<tr><td>新生儿出生天数、进食次数、体重、一般情况</td><td>5</td><td></td><td></td></tr>
<tr><td>核对腕带，解释检查目的</td><td>5</td><td></td><td></td></tr>
<tr><td rowspan="9">操作
步骤
（60分）</td><td rowspan="2">准备</td><td>将新生儿带到治疗室</td><td>5</td><td></td><td></td></tr>
<tr><td>打开包被并暴露新生儿足部</td><td>5</td><td></td><td></td></tr>
<tr><td rowspan="5">操作</td><td>按摩新生儿足跟，用75%乙醇消毒皮肤，待干</td><td>5</td><td></td><td></td></tr>
<tr><td>针刺、采血是否顺利、流畅</td><td>5</td><td></td><td></td></tr>
<tr><td>擦拭第一滴血，采集再流出的血液</td><td>10</td><td></td><td></td></tr>
<tr><td>滤纸血片的制作符合要求</td><td>10</td><td></td><td></td></tr>
<tr><td>放置晾干及压迫止血及时</td><td>5</td><td></td><td></td></tr>
<tr><td rowspan="2">健康指导</td><td>采集标本后与婴幼儿亲属沟通</td><td>10</td><td></td><td></td></tr>
<tr><td>整理用物，洗手，记录结果</td><td>5</td><td></td><td></td></tr>
<tr><td colspan="2" rowspan="3">整体评价
（15分）</td><td>态度和蔼，与产妇/家属沟通及时有效</td><td>5</td><td></td><td></td></tr>
<tr><td>动作轻巧、准确，操作熟练、规范，符合原则</td><td>5</td><td></td><td></td></tr>
<tr><td>语言清晰、健康指导或回答问题正确</td><td>5</td><td></td><td></td></tr>
<tr><td colspan="2">总分</td><td></td><td>100</td><td></td><td></td></tr>
</table>

【选择题】

1. 新生儿足底采血时间要求的是 （　　）

A. 3～7 d　　B. 72 h 内

C. 7 d 之后　　D. 1 个月

E. 18～24 h

2. 关于新生儿足底血采集的说法错误的是 （　　）

A. 筛查先天性苯丙酮尿症　　B. 为了诊断传染性疾病

C. 筛查新生儿先天性遗传病　　D. 早期诊断 G-6-PD

E. 筛查 CH

3. 关于新生儿足底采血错误的说法是(多选题)　(　　)

A. 针刺深度 2 ~3 mm　B. 血斑直径不小于 8 mm

C. 针刺后流出的血液直接采集　D. 婴儿出生后立即采血检查

E. 不能及时将干血片送检时应置于冰箱保存

【选择题答案】

1. A　2. B　3. CD

【评判性思考】

新生儿足跟血筛查结果异常应如何处理?

（林新平）

项目九 新生儿听力筛查技术

【实验学时】

1 学时。

【实验类型】

技能型实验。

【学习目标】

掌握新生儿听力筛查技术和意义。

【实验目的】

对新生儿听力进行检测,尽早发现有听力障碍的新生儿,减少对语言发育和其他神经精神发育的影响。

【临床案例】

王××之宝,男,3 d 前足月经阴道分娩,出生体重 3 460 g,出生 1 min Apgar 评分为 10 分。请为其做新生儿听力筛查。

【实验准备】

1. 护士准备:着装整洁,洗手,戴口罩。
2. 用物准备:筛查型耳声发射仪、一次性保护胶套、手消毒剂、75% 乙醇、棉签、新生儿资料登记表、筛查知情同意书、筛查数据统计表。
3. 新生儿准备:新生儿处于睡眠状态或哺乳后的安静状态。
4. 环境准备:专用新生儿听力筛查室,通风良好,环境噪声低于 45 dB。

【操作步骤】

(一)操作前核对、评估、与产妇或家属沟通

1. 核对医嘱、核对新生儿身份(腕带、脚环信息)。
2. 评估产妇对新生儿听力筛查的认知。
3. 评估新生儿出生时间(出生后 3 ~5 d 进行听力筛查)。
4. 评估环境:相对安静的专用房间,通风良好,环境噪声低于 45 dB A 级,远离电梯或

干扰设备。

（参考解释语）

您好，我是护士张××，能告诉我您的床号和姓名吗？（6床，王××）王女士，为了能尽早发现新生儿可能存在的听力障碍，现需要给您的宝宝进行听力筛查，希望您配合，好吗？（好的）

（二）操作过程

1. 与家属核对新生儿信息：姓名、床号、性别、住院号、出生时间等。

2. 告知产妇及家属听力筛查的目的及注意事项，签署知情同意书。

3. 洗手、戴口罩。

4. 再次核对新生儿信息，取平卧头侧位，检查耳朝上。也可以由家长抱在怀里进行测试。

5. 检查外耳道，用棉签清洁耳道，认真清理耳道中的黏液、羊水等，必要时用75%乙醇棉签清洁耳道，以消除耳道积液造成传音障碍的因素，降低假阳性率。

6. 根据耳道大小选择型号合适的耳塞。

7. 轻轻将耳郭向后下方牵拉，使耳道变直，将探头紧密置于外耳道外1/3处，其尖端小孔要正对鼓膜，勿使可置换的弹性部分遮盖麦克风和扬声器。

8. 按下测量按钮，10～20 s后提取耳声发射信息，即“pass”为通过，“refer”为参考或不通过。

9. 两耳分别进行测试。仪器自行显示结果，如未通过，需重复2～3次测试。

10. 出院前进行初筛，未通过者42 d内进行复查，仍未通过者转听力检测中心。

（参考解释语）

您好王女士，您的宝宝听力筛查已完毕，两耳均已通过测试，请您放心。

11. 整理用物。洗手。记录筛查结果，注意分清左、右耳。

12. 指导产妇及家属：①如有未通过的一侧或双侧耳朵，指导复查、重测的时间。②有高危因素的新生儿，即使通过筛查仍应注意观察听力变化，3年内每6个月随访一次。

【操作流程图】

新生儿听力筛查技术见图4-18。

洗手，戴口罩，准备用物，核对产妇及新生儿，解释目的

↓

告知产妇及家属听力筛查的目的及注意事项，签署知情同意书

↓

确保新生儿处于自然睡眠状态或哺乳后的安静状态

↓

再次核对新生儿信息，取平卧头侧位（也可以由家长抱在怀里进行测试），检查耳朝上，清洁耳道
↓
根据耳道大小选择型号合适的耳塞
↓
将探头紧密置于外耳道外 1/3 处，尖端小孔正对鼓膜
↓
按下测量按钮，10～20 s 后提取耳声发射信息
↓
两耳分别进行测试，测试仪器自行显示结果
↓
整理用物，洗手，记录，指导产妇及家属

图 4-18　新生儿听力筛查技术

【注意事项】

1. 严格执行查对制度。

2. 筛查人员操作中应注意预防交叉感染。在不同新生儿之间进行筛查，探头的头部用乙醇棉球擦拭消毒，耳塞一人一用，用后集中以清洁液清洁，擦干水分，消毒备用。对其所有用品，定期用紫外线照射消毒。对有特殊感染（如梅毒感染）的新生儿，应待化验结果正常后再进行听力筛查。

3. 进行听力筛查的时候，均要求新生儿处于自然睡眠状态或哺乳后的安静状态，新生儿饥饿、哭闹、躁动均影响测试结果。

4. 新生儿外耳道特点是由外向内、向前上弯曲走向。放置探头时应将外耳郭轻轻向外下牵拉。

5. 在听力筛查过程中应保持动作轻柔，以免对新生儿的耳道造成损伤。

6. 操作中注意探头是否脱落或松动。

7. 如果一侧耳朵一次测试不通过，可以重复进行 2～3 次，但最多不要超过 3 次。

8. 如果测试不通过，应向家属做好解释工作，并指导复查、重测的时间。

9. 筛查通过仅意味着此次筛查未发现异常，还有出现迟发型听力损害的可能，需要跟新生儿家属有效沟通。

【操作评分标准】

新生儿听力筛查技术操作评分标准见表 4-10。

表 4-10　新生儿听力筛查技术操作评分标准

项目		操作要求	分值	考试评分	备注
操作前准备（10 分）		护士准备：着装整洁、洗手、戴口罩	5		
		用物准备：用物齐全、放置合理	5		
评估（10 分）		产妇对新生儿听力筛查的认知	5		
		相对安静的专用房间	5		
操作步骤（60 分）	准备	核对新生儿信息，向产妇及家属解释听力筛查的目的及注意事项，取得配合	5		
		确保新生儿处于安静状态，取平卧头侧位，检查耳朝上	5		
	听力筛查	再次核对新生儿信息；用干棉签清洁耳道。轻轻将耳郭向后下方牵拉，充分暴露耳孔	10		
		轻轻放入探头，进行测试	15		
		同法测试另一侧耳朵	15		
	健康指导	告知家属测试结果；如有未通过的一侧或双侧耳朵，指导复查、重测的时间	10		
操作后终末处置（5 分）		整理用物，洗手、记录测试结果	5		
操作后评价（15 分）		态度和蔼，与产妇/家属沟通及时有效	5		
		动作轻柔、准确，操作熟练、规范，符合原则	5		
		语言清晰、健康指导或回答问题正确	5		
总分			100		

【选择题】

1. 新生儿出生后多久可以通过听力筛查发现听力障碍　　（　　）

A. 6 h　　B. 12 h

C. 24 h　　D. 48 h

E. 72 h

2. 听力筛查的对象　　（　　）

A. 仅限新生儿　　B. 新生儿、婴幼儿

C. 婴幼儿　　D. 0～3 岁儿童

E. 学龄前儿童

3. 婴幼儿时期的听力障碍的危害不包括　　（　　）

A. 聋　　B. 哑

C. 语言发育迟缓　　D. 心理障碍

E. 生长发育迟缓

【选择题答案】

1. E　2. D　3. E

【评判性思考】

1. 如果新生儿听力筛查未通过,如何与家属进行沟通解释?
2. 做听力筛查时发现新生儿外耳道有血痂堵住应如何处理?

（张新慧）

模块五 妇科常用护理技术

项目一 会阴擦洗

【实验学时】

1 学时。

【实验类型】

技能型实验。

【学习目标】

1. 能够识别女性患者会阴及切口异常。
2. 能够正确进行会阴擦洗。

【实验目的】

保持患者会阴及肛门部清洁,促进患者的舒适和会阴伤口的愈合;防止生殖系统、泌尿系统的逆行感染。

【临床案例】

杨××,29 岁,G_1P_1,阴道分娩一活男婴,无会阴侧切,因会阴撕裂伤缝合 3 针,现产后 2 d。产后恶露量中,色红,无异味,会阴部稍红肿,无溃烂。护士小李行每日会阴擦洗技术。

【实验准备】

1. 护士准备:着装整洁,洗手,戴口罩。
2. 用物准备:擦洗车(下层备污物桶)、弯盘、消毒液、妇科医用棉签、一次性方巾、一次性手套、医嘱卡、洗手液,必要时备屏风。
3. 患者准备:排空膀胱。

【操作步骤】

(一)操作前核对、评估、与患者沟通

1. 使用屏风等,保护患者隐私。
2. 核对患者信息,评估患者会阴情况,并向其说明会阴擦洗的目的、方法,以取得患者的理解和配合。协助患者排空膀胱。

（参考解释语）

您好，杨女士，我是您的责任护士小李，请问您叫什么名字？（杨××）让我看一下您的腕带。我现在遵医嘱给您进行会阴擦洗，为了保持您会阴部皮肤清洁，让您更加舒适。您现在需要我扶您上卫生间吗？（不需要）好的，您先休息一会儿，我去准备好用物以后，马上过来给您进行会阴擦洗。

（二）操作过程

1. 携用物至患者床旁，再次核对患者信息。

2. 操作者站在患者右侧，注意为病人保暖，屏风遮挡。脱下一条裤腿，协助患者屈膝仰卧位，两腿略外展，暴露外阴。将一次性方巾置于患者臀下。

3. 戴一次性手套，将弯盘置于病人会阴部。用妇科医用棉签蘸会阴擦洗液擦洗外阴3遍，第1遍擦洗顺序为：阴阜→大腿内上侧1/3→大阴唇→小阴唇→会阴及肛门，顺序为由上向下，由外向内，先对侧后近侧（注意将会阴部血迹和分泌物擦洗干净）。

第2遍擦洗顺序为：如果有会阴伤口者应先用碘伏棉签以伤口为中心擦洗，然后再依次擦洗尿道口→阴道口→小阴唇→大阴唇→阴阜→大腿内上侧1/3→肛周及肛门。顺序为由上向下，由内向外。

第3遍擦洗顺序同第2遍。必要时，可根据病人的情况增加擦洗的次数，直至擦净。

4. 用妇科医用棉签擦干外阴。

5. 擦洗完毕，撤去一次性方巾，摘手套。

6. 整理与指导：协助患者整理衣裤，整理床单位并进行注意事项指导。

（参考解释语）

杨女士，我现在已为您擦洗完毕，您觉得舒服些了吗？请您注意休息，适当下床活动，加强营养，谢谢您的配合，祝您早日康复！

7. 洗手，整理用物，进行终末处理，再次流动水洗手。

【操作流程图】

会阴擦洗见图5-1。

洗手，戴口罩，准备用物，核对和评估患者，解释目的

↓

协助患者排空膀胱，摆合适体位铺方巾

↓

进行第1遍会阴擦洗

↓

进行第2遍会阴擦洗

↓

进行第3遍会阴擦洗

↓

擦干会阴部

↓

协助患者整理衣物，整理床单位，指导注意事项

↓

整理用物，终末处理，洗手，记录

图 5-1　会阴擦洗

【注意事项】

1. 擦洗时，动作要轻稳，顺序正确。

2. 擦洗时要注意观察会阴部及局部伤口有无红肿、分泌物的性质和伤口愈合情况，发现异常及时记录并向医师汇报。

3. 对于留置导尿的患者，应注意保持管道通畅，避免脱落或打结。

4. 注意无菌操作，最后擦洗有伤口感染的病人，以避免交叉感染。每次擦洗前后，护士均需洗净双手。

5. 产后及会阴部手术的病人，每次排便后均应擦洗会阴，预防感染。

【操作评分标准】

会阴擦洗操作评分标准见表 5-1。

表 5-1　会阴擦洗操作评分标准

项目	操作要求	分值	考试评分	备注
操作前（20 分）	用物准备齐全	5		
	操作者着装整齐	5		
	环境光线明亮，温度适宜，有屏风等	5		
	评估会阴部情况，协助患者排空膀胱	5		
操作要点（65 分）	再次核对患者身份，评估会阴部情况	5		
	协助患者摆好体位，铺好方巾	5		
	第 1 遍会阴擦洗，顺序正确	20		
	第 2、3 遍会阴擦洗，会阴伤口处理得当，顺序正确	20		
	协助患者整理衣物和床单位	3		
	进行健康指导	4		
	整理用物	5		
	洗手、记录	3		

续表 5-1

项目	操作要求	分值	考试评分	备注
整体评价（15 分）	着装规范，仪表端庄	2		
	态度和蔼，与患者沟通及时有效	3		
	动作轻巧、准确，操作熟练、规范，符合原则	5		
	语言清晰、健康指导或回答问题正确	5		

【选择题】

1. 第 1 遍会阴擦洗时，首先擦洗的部位是　（　　）
   A. 尿道口　　B. 阴道口
   C. 阴阜　　D. 大阴唇
   E. 小阴唇
2. 第 2 遍会阴擦洗时，首先擦洗的部位是　（　　）
   A. 尿道口　　B. 阴道口
   C. 阴阜　　D. 大阴唇
   E. 小阴唇

【选择题答案】

1. C　2. A

【评判性思考】

1. 如果患者有留置导尿，应如何进行会阴擦洗？
2. 会阴擦洗过程中，如何做到人文关怀？

（杨　晓）

项目二 阴道灌洗

【实验学时】

1 学时。

【实验类型】

技能型实验。

【学习目标】

能够正确进行阴道灌洗，识别患者各种阴道炎症、子宫颈炎的分泌物特征。

【实验目的】

1. 促进阴道血液循环，减少阴道分泌物，缓解局部充血达到控制和治疗炎症的目的；使宫颈和阴道保持清洁。

2. 妇科手术前的阴道准备。

【临床案例】

刘××，28 岁，已婚，因“外阴瘙痒伴豆腐渣样白带 2 d”就诊于妇科门诊。妇科检查：外阴发育正常，小阴唇内侧及阴道壁附有白色块状物，阴道壁充血水肿，分泌物呈豆腐渣样，宫颈光滑。诊断：外阴阴道假丝酵母菌病。医嘱：4% 碳酸氢钠 1 000 mL，阴道灌洗，每日 1 次，连用 10 d。

【实验准备】

1. 护士准备：着装整洁，洗手，戴口罩。

2. 用物准备：一次性方巾、一次性阴道灌洗器、遵医嘱准备灌洗液、水温计、一次性手套、灌洗架、污物桶、便盆、阴道窥器、妇科医用棉签。

3. 患者准备：排空膀胱。

【操作步骤】

（一）操作前核对、评估、与患者沟通

1. 使用屏风等，保护患者隐私。

2. 核对患者姓名、年龄、病情等信息。协助患者排空膀胱。

3. 评估患者的心理状况，缓解其紧张情绪。

（参考解释语）

您好，刘女士，我是您的责任护士小李，请问您叫什么名字？（刘××）让我看一下您的腕带。我现在遵医嘱给您进行阴道灌洗，为了帮您清洗阴道内分泌物，让您更加舒适。您现在需要上卫生间吗？（不需要）好的，请跟我来。

（二）操作过程

1. 再次核对患者姓名。

2. 协助患者上妇科检查床，脱去一侧裤腿，取膀胱截石位，充分暴露会阴，将一次性方垫巾置于患者臀下。

（参考解释语）

刘女士，请您躺下，将双腿放在检查床的支架上，冲洗的时候我会动作轻柔，请您不要紧张，尽量放松。

3. 将盛有灌洗液的灌洗袋挂在灌洗架上，距离床沿 60～70 cm，并排去管内空气。试水温 41～43 ℃适宜后备用。

4. 戴手套，先用灌洗液冲洗外阴，然后分开小阴唇，将灌洗头沿阴道纵侧壁的方向缓缓插入阴道达阴道后穹隆处，开始灌洗，灌洗时应边冲洗边将灌洗头围绕子宫颈轻轻地上下左右移动。

5. 阴道灌洗也可用阴道窥器暴露宫颈后再进行，冲洗时应不停地转移阴道窥器，将整个阴道穹隆及阴道侧壁冲洗干净。

6. 当灌洗液剩 100 mL 左右时，关上开关，用阴道窥器者可将阴道窥器向下按，以便阴道内的液体流出。拔出灌洗头和阴道窥器，再冲洗一次外阴部。

7. 擦干患者外阴，协助其坐起并穿好衣裤。

（参考解释语）

刘女士，我已经给您洗好了，您觉得舒服些了吗？请您注意休息，加强营养，谢谢您的配合，祝您早日康复！

7. 整理与指导：洗手，整理用物，进行终末处理，再次流动水洗手。

【操作流程图】

阴道灌洗见图 5-2。

洗手，戴口罩，准备用物，核对患者信息，评估患者，解释目的

↓

协助患者排空膀胱，上妇科检查床，取膀胱截石位

↓

进行阴道灌洗

↓

擦干外阴

协助患者整理衣物，指导注意事项

↓

整理用物，终末处理，洗手，记录

图 5-2　阴道灌洗

【注意事项】

1. 冲洗器灌洗筒距床沿的距离不应超过 70 cm，以免压力过大，水流过速，使灌洗液或污物进入子宫腔或灌洗液与局部作用的时间不足。

2. 灌洗液温度以 41 ~43 ℃为宜，温度不能过高或过低。温度过低，病人不舒适，温度过高则可能烫伤病人的阴道黏膜。

3. 灌洗溶液应根据不同的灌洗目的选择。滴虫阴道炎的患者，应用酸性溶液灌洗；外阴阴道假丝酵母菌病患者，则用碱性溶夜灌洗；非特异性阴道炎患者，用一般消毒液或生理盐水灌洗；术前患者可选用聚维酮碘（碘伏）溶液、高锰酸钾溶液或苯扎溴铵溶液进行灌洗。

4. 灌洗头插入不宜过深，其弯头应朝上，灌洗过程中动作要轻柔，避免刺激后穹隆引起不适，或损伤局部组织引起出血。用阴道窥器灌洗时，应轻轻旋转阴道窥器，使灌洗液能达到阴道各部。

5. 产后 10 d 或妇产科手术 2 周后的患者，若合并阴道分泌物混浊、有臭味、阴道伤口愈合不良、黏膜感染坏死等，可行低位阴道灌洗，冲洗器灌洗筒的高度一般不超过床沿 30 cm，以避免污物进入宫腔或损伤阴道残端伤口。

6. 未婚妇女可用导管进行阴道灌洗，不能使用阴道窥器；月经期、产后或人工流产术后子宫颈口未闭或有阴道出血的患者，不宜行阴道灌洗，以防引起上行性感染；宫颈癌患者有活动性出血者，为防止大出血禁止灌洗，可行外阴擦洗。

【操作评分标准】

阴道灌洗操作评分标准见表 5-2。

表 5-2　阴道灌洗操作评分标准

项目	操作要求	分值	考试评分	备注
操作前（20 分）	用物准备齐全	5		
	操作者着装整齐	5		
	环境光线明亮，温度适宜，有屏风等	5		
	评估患者，解释目的，协助患者排空膀胱	5		

续表 5-2

项目	操作要求	分值	考试评分	备注
操作要点（65 分）	再次核对患者身份，评估患者会阴部情况	5		
	协助患者摆好膀胱结石位，铺垫巾	5		
	阴道清洗准备正确，温度适宜，并排去管内空气	20		
	灌洗方法正确	20		
	擦干患者外阴	3		
	协助患者整理衣物，进行健康指导	7		
	整理用物	2		
	洗手、记录	3		
整体评价（15 分）	着装规范，仪表端庄	2		
	态度和蔼，与患者沟通及时有效	3		
	动作轻巧、准确，操作熟练、规范，符合原则	5		
	语言清晰、健康指导或回答问题正确	5		

【选择题】

1. 阴道灌洗时，灌洗袋的高度应高于床沿　（　　）
   A. 40～50 cm　　B. 50～60 cm
   C. 60～70 cm　　D. 大于 70 cm
   E. 小于 50 cm
2. 阴道灌洗时的体位是　（　　）
   A. 仰卧位　　B. 膀胱截石位
   C. 俯卧位　　D. 侧卧位
   E. 膝胸卧位

【选择题答案】

1. C　2. B

【评判性思考】

1. 如何指导患者自己进行阴道灌洗？
2. 为什么要求灌洗袋与床沿的距离不超过 70 cm？

（杨　晓）

项目三 会阴湿热敷

【实验学时】

1 学时。

【实验类型】

技能型实验。

【学习目标】

1. 能正确进行会阴湿热敷操作。
2. 能熟练与患者交流,适时进行健康教育。

【实验目的】

促进局部血液循环,改善组织营养,增强局部白细胞的吞噬作用,加速消炎和组织再生、止痛;促进水肿吸收和消退;可使陈旧性血肿局限,促进外阴伤口的愈合。

【临床案例】

王××,30 岁,妊娠 40 周,G_1P_1,枕左前位,侧切术后 1 d,侧切口红肿,遵医嘱给予会阴湿热敷。

【实验准备】

1. 护士准备:着装整洁,洗手,戴口罩。
2. 用物准备:中单、橡胶布各 1 块,棉垫 1 块,一次性垫巾 1 块,一次性手套 1 副,会阴擦洗盘 1 个,无菌纱布数块,医用凡士林,棉签若干,热源袋如热水袋、电热宝等,红外线灯,热敷溶液:沸水,煮沸的 50% 硫酸镁、95% 乙醇。妇科医用棉签,会阴擦洗消毒液。
3. 患者准备:患者知晓操作目的及注意事项,愿意配合,排空膀胱。
4. 环境准备:清洁安全,隔帘遮挡。

【操作步骤】

(一)操作前核对、评估、与患者沟通。

1. 核对患者的床号、姓名等信息。
2. 详细询问病史,了解会阴切开情况。

3. 评估会阴伤口及水肿情况。并向其说明会阴湿热敷的目的、方法、效果及预后，取得病人的理解和配合。

（参考解释语）

您好，能告诉我您的床号和姓名吗？（1 床，王××）。王女士，您的会阴侧切口有红肿，为了消肿，预防炎症，遵医嘱现在为您进行会阴湿热敷。王女士，您需要去卫生间吗？还有别的需要吗？（没有）好的，请您稍候，我去准备一下马上过来。

（二）操作过程

1. 携用物至床旁，再次核对患者的床号、姓名，并向其说明会阴湿热敷的目的、方法及效果，以取得患者的理解和配合。

2. 嘱患者排空膀胱，隔帘遮挡，协助患者松解衣裤，暴露热敷部位，取屈膝仰卧位，两腿稍外展，臀下垫中单、橡胶布和一次性垫巾。

3. 洗手，首先行会阴擦洗，然后在热敷部位先用棉签涂上一薄层凡士林，盖上干纱布，再轻轻敷上浸有热敷溶液的温纱布，外面盖上棉垫保温。

4. 每 3 ~5 min 更换热敷垫 1 次，热敷时间为 15 ~30 min，可用热源袋放在棉垫外或用红外线灯照射以延长更换热敷垫的时间。

5. 热敷完毕，移去热敷垫，观察热敷部位皮肤，用纱布拭净皮肤上的凡士林，协助患者整理衣裤，并整理好床单位。

（常用解释语）

王女士，您的湿热敷结束，现在要为您取下热敷垫。我帮您盖好被子，您这样躺着舒服吗？还有其他需要吗？如果有需要请及时按呼叫器叫我，我也会经常来看您的，谢谢您的配合。

【操作流程图】

会阴湿热敷见图 5-3。

洗手，戴口罩，准备用物，核对患者床号、姓名，评估会阴情况，协助排空膀胱

↓

嘱患者排空膀胱，协助患者松解衣裤，暴露热敷部位，取屈膝仰卧位，两腿稍外展，臀下垫中单、橡胶布和一次性垫巾

↓

会阴擦洗后涂上一薄层凡士林，并盖上干纱布

↓

用有热敷溶液的温纱布热敷，外面盖上棉垫保温

↓

热敷完毕，移去敷布，观察热敷部位，用纱布拭净皮肤上的凡士林

↓

协助患者整理衣裤，整理床单位，协助患者取舒适卧位

↓

整理用物，洗手，记录

图 5-3　会阴湿热敷

【注意事项】

1. 湿热敷的面积应是病损范围的 2 倍。

2. 湿热敷的温度一般为 41～48 ℃。

3. 会阴湿热敷应该先行会阴擦洗，将外阴局部伤口的污垢清洁，然后再进行。

4. 应定期检查热源袋的完好性，防止烫伤，对休克、虚脱、昏迷及术后感觉不灵敏的患者应特别注意。

5. 在热敷的过程中，护士应随时评价效果，并为患者提供生活护理。

【操作评分标准】

会阴湿热敷操作评分标准见表 5-3。

表 5-3　会阴湿热敷操作评分标准

项目		操作要求	分值	考试评分	备注
操作前准备（6 分）		护士准备：着装整洁、洗手、戴口罩	3		
		用物准备：用物齐全、放置顺序合理	3		
评估（9 分）		患者的年龄、生命体征情况	3		
		患者的会阴伤口及水肿情况	3		
		患者的心理状态及合作程度	3		
操作要点（65 分）	准备	核对患者床号、姓名，向患者解释操作目的及注意事项	5		
		嘱患者排空膀胱，协助患者松解衣裤	5		
		协助患者取屈膝仰卧位，两腿稍外展	5		
		臀下垫中单、橡胶布和一次性垫巾	5		
	会阴湿热敷	洗手，行会阴擦洗	10		
		热敷部位用棉签涂上一薄层凡士林，盖上干纱布	10		
		轻轻敷上浸有热敷溶液的温纱布，外面盖上棉垫保温	10		
		每 3～5 min 更换热敷垫 1 次，热敷时间 15～30 min	5		
		热敷完毕，移去热敷垫	5		
		观察热敷部位，用纱布拭净皮肤上的凡士林	5		

续表 5-3

项目	操作要求	分值	考试评分	备注
操作后终末处置（10 分）	协助患者整理衣裤	5		
	协助患者取舒适卧位	2		
	整理用物，整理床单位，洗手，记录	3		
操作后评价（10 分）	患者能说出会阴湿热敷的目的，并能接受	3		
	患者感觉安全：隐私得到保护	2		
	会阴湿热敷期间，患者有任何异常能及时被发现和处理	3		
	患者皮肤保持完整，无破溃	2		
总分		100		

【选择题】

1. 会阴湿热敷最常用的药液是　　（　　）
   A. 50% 硫酸镁　　B. 4% 碳酸氢钠
   C. 1∶5000 高锰酸钾　　D. 0.5% 醋酸
   E. 75% 乙醇
2. 有关会阴湿热敷溶液的温度及硫酸镁浓度，下列正确的是　　（　　）
   A. 40 ~ 50 ℃ 50% 硫酸镁　　B. 41 ~ 48 ℃ 50% 硫酸镁
   C. 40 ~ 50 ℃ 40% 硫酸镁　　D. 41 ~ 48 ℃ 40% 硫酸镁
   E. 41 ~ 48 ℃ 45% 硫酸镁
3. 有关会阴湿热敷的作用，下列不正确的是　　（　　）
   A. 利用热源直接接触患区，可促进进局部血液循环
   B. 改善组织营养，增强局部白细胞的吞噬作用
   C. 加速组织再生和消炎、止痛
   D. 有助于局限脓肿
   E. 出现血肿后应立即行会阴湿热敷，可促进血肿消退
4. 有关会阴湿热敷的描述，错误的是　　（　　）
   A. 常用于会阴水肿、伤口硬结及早期感染的患者
   B. 热敷面积应为病损面积的 1 倍
   C. 湿热敷的温度一般为 41 ~ 48 ℃
   D. 注意防止烫伤
   E. 会阴伤口红肿可用 95% 乙醇湿热敷

【选择题答案】

1. A　2. B　3. E　4. B

【评判性思考】

1. 如何更好交流，让患者放松情绪？
2. 如何让患者更加舒适？

（渠利霞）

项目四　坐浴

【实验学时】

1 学时。

【实验类型】

技能型实验。

【学习目标】

能正确地进行坐浴操作并教会患者自行坐浴。

【实验目的】

清洁外阴,改善局部血液循环,消除炎症,利于组织的修复。

【临床案例】

李××,32 岁,因“外阴瘙痒,阴道分泌物增多 7 d,加重 2 d”来院就诊,诊断为“外阴、阴道假丝酵母菌病”,遵医嘱给予碳酸氢钠溶液坐浴,每日 1 次,共 7 d。

【实验准备】

1. 护士准备:着装整洁,洗手,戴口罩。

2. 用物准备:消毒小毛巾 1 块、坐浴盆 1 个、30 cm 高的坐浴盆架 1 个、水温计、2% ~ 4% 碳酸氢钠溶液。

3. 患者准备:向患者讲解坐浴的目的及注意事项,患者表示理解并配合。嘱患者排空膀胱,清洁外阴。

4. 环境准备:清洁安全,隔帘遮挡。

【操作步骤】

(一)操作前核对、评估、与患者沟通

1. 再次核对患者的床号、姓名、性别等信息。

2. 评估患者的年龄、病情、婚育史、外阴清洁程度及局部皮肤情况、用药史及配合程度。

（参考解释语）

您好，能告诉我您的姓名吗？（李××）。李女士，您的外阴阴道内有大量炎性分泌物，为配合药物治疗，遵医嘱现在为您坐浴。李女士，您需要去卫生间吗？还有别的需要吗？（没有）好的，请您稍候，我去准备一下马上过来。

（二）操作过程

1. 核对患者的床号、姓名，并向其说明坐浴的目的、方法及效果，以取得患者的理解和配合。

2. 根据患者的病情需要按比例配制好足够量的溶液，溶液需够浸泡全臀和外阴部，将坐浴盆置于坐浴架上。

3. 嘱患者排空膀胱后全臀和外阴部浸泡于溶液中，一般持续约 20 min，结束后用消毒小毛巾蘸干外阴部。

（常用解释语）

李女士，现在遵医嘱停止坐浴。您学会坐浴的方法了吗？（学会了）您回家之后还要进行 6 d 的坐浴，若有问题，可以再联系我。谢谢您的配合。

【操作流程图】

坐浴见图 5-4。

洗手，戴口罩，准备用物，核对患者的床号、姓名，解释坐浴的目的

↓

根据病情准备足量坐浴溶液，调试水温，将坐浴盆置于坐浴架上

↓

嘱患者排空膀胱后全臀和外阴部浸泡于溶液中，一般持续约 20 min

↓

结束后用消毒小毛巾蘸干外阴部

↓

整理用物、手消毒、记录

图 5-4　坐浴

【注意事项】

1. 坐浴溶液应严格按比例配制，浓度过高容易造成黏膜烧伤，浓度太低影响治疗效果。

2. 坐浴前先将外阴及肛门周围擦洗干净。

3. 月经期妇女、孕妇、阴道流血者、产后 7 d 内的产妇及盆腔器官急性炎症者禁止坐浴。

4. 水温适中，不能过高，以免烫伤皮肤。

5. 坐浴时需将臀部和全部外阴浸入药液中。

6. 注意保暖，以防受凉。

【拓展】

1. 坐浴：常用坐浴液的种类、所需水温、持续时间和适应证分别如下。

（1）热浴：水温在 39～41 ℃，适用于渗出性病变及急性炎性浸润，可先熏后坐，持续 20 min 左右。

（2）温浴：水温在 35～37 ℃，适用于慢性盆腔炎、手术前准备。

（3）冷浴：水温在 14～15 ℃，刺激肌肉神经，使其张力增加，改善血液循环。适用于膀胱阴道松弛、性无能，持续 2～5 min 即可。

2. 溶液：坐浴常见的溶液配制方案如下。

（1）滴虫阴道炎：临床上常用 0.5% 醋酸溶液、1% 乳酸溶液或 1∶5000 高锰酸钾溶液。

（2）阴道假丝酵母菌病：一般用 2%～4% 碳酸氢钠溶液。

（3）萎缩性阴道炎：常用 0.5%～1.0% 乳酸溶液。

（4）外阴炎及其他非特异性阴道炎、外阴阴道手术前准备：可用 1∶5000 高锰酸钾溶液、1∶1000 苯扎溴铵（新洁尔灭）溶液、0.02% 聚维酮碘（碘伏）溶液、中成药液如洁尔阴、肤阴洁等。

【操作评分标准】

坐浴操作评分标准见表 5-4。

表 5-4　坐浴操作评分标准

项目	操作要求	分值	考试评分	备注
操作前准备（9 分）	护士准备：着装整洁、洗手、戴口罩	3		
	用物准备：用物齐全、放置顺序合理	3		
	环境准备：清洁安全，隔帘遮挡	3		
评估（11 分）	患者的床号、姓名、性别等信息	3		
	患者的年龄、病情、婚育史、外阴清洁程度及局部皮肤情况、用药史及配合程度	5		
	患者的心理状态及合作程度	3		

续表 5-4

项目		操作要求	分值	考试评分	备注
操作要点（60 分）	准备	正确核对患者，向患者解释坐浴的目的及注意事项	5		
		嘱患者排空膀胱，协助患者松解衣裤	5		
		查对坐浴溶液浓度及水温	10		
		溶液需够浸泡全臀及会阴部	10		
		协助患者将全臀及外阴部浸泡于溶液中，坐浴持续时间 20 min	10		
		询问患者感受，注意保暖	5		
		坐浴完毕，擦干臀部、会阴部	5		
		观察坐浴后皮肤情况	10		
操作后终末处置（6 分）		协助患者整理衣裤	3		
		整理用物，整理床单位	3		
操作后评价（14 分）		患者能说出坐浴的目的，并能接受	3		
		患者感觉安全：隐私得到保护	3		
		坐浴期间，患者有任何异常能及时被发现和处理	5		
		患者皮肤保持完整，无破溃	3		
总分			100		

【选择题】

1. 坐浴时，一般浸泡时间为 （　　）
   A. 40～60 min　　B. 10～15 min
   C. 20～30 min　　D. 5～10 min
   E. 5～8 min
2. 下列不采用坐浴治疗的情况是 （　　）
   A. 外阴瘙痒　　B. 前庭大腺炎
   C. 宫颈炎　　D. 外阴炎
   E. 尿道炎
3. 坐浴的水温宜为 （　　）
   A. 60 ℃左右　　B. 50 ℃左右
   C. 40 ℃左右　　D. 30 ℃左右
   E. 20 ℃左右
4. 萎缩性阴道炎患者常用的坐浴的溶液是 （　　）

A. 0.5% ~1% 乳酸
B. 1∶2000 苯扎溴铵
C. 5% 醋酸
D. 2% ~4% 碳酸氢钠
E. 1∶5000 高锰酸钾

5. 坐浴护理内容应包括(多选题)　　(　　)

A. 坐浴溶液应严格按照比例配制
B. 经期、阴道流血、产后 7 d 内禁止坐浴
C. 患有外阴炎的孕妇可行坐浴治疗
D. 病人排空膀胱后全臀及外阴浸泡于溶液中
E. 坐浴时间每次持续约 20 min

【选择题答案】

1. C　2. C　3. C　4. A　5. ABDE

【评判性思考】

1. 如果李女士妊娠期间出现阴道炎,应如何处理?
2. 李女士的配偶应同时治疗吗?

(渠利霞)

项目五 阴道或宫颈上药

【实验学时】

1 学时。

【实验类型】

技能型实验。

【学习目标】

1. 能熟练正确地进行阴道或宫颈上药操作。
2. 能熟练与患者交流,适时进行健康教育。

【实验目的】

治疗各种阴道和子宫颈的炎症或阴道残端炎。

【临床案例】

李××,40 岁,因“外阴瘙痒,阴道分泌物增多 7 d,加重 2 d”来院就诊,诊断为“外阴阴道假丝酵母菌病”,遵医嘱给予咪康唑栓剂(200 mg)阴道上药,每日 1 次,共 7 d。

【实验准备】

1. 护士准备:着装整洁,洗手,戴口罩。

2. 用物准备:中单、橡胶布各 1 块或一次性垫巾 1 块,一次性手套 1 副、无菌手套 1 支,阴道灌洗用物 1 套,阴道窥器 1 个,长镊子,消毒干棉球,消毒长棉棍,带尾线的大棉球或纱布若干,药品(咪康唑栓剂)。

3. 患者准备:给患者解释使用目的及注意事项,嘱患者排空膀胱,取得患者的理解和配合。

4. 环境准备:清洁安全,隔帘遮挡。

【操作步骤】

(一)操作前核对、评估、与患者沟通

1. 核对患者的床号、姓名、性别等信息。

2. 评估患者的年龄、病情、婚育史、治疗情况及配合程度。

（参考解释语）

您好，能告诉我您的姓名吗？（李××）李女士，您的外阴阴道内有分泌物，为配合药物治疗，遵医嘱现在为您给予咪康唑栓剂（200 mg）阴道上药。李女士，您需要去卫生间吗？还有别的需要吗？（没有）好的，请您稍候，我去准备一下马上过来。

（二）操作过程

1. 核对患者的床号、姓名，并向其说明阴道或宫颈上药的目的、方法、效果及预后，以取得患者的理解和配合。

2. 嘱患者排空膀胱，协助患者上妇科检查床，取膀胱截石位，臀部垫中单橡胶布 1 块或一次性垫巾 1 块。

3. 上药前先行阴道灌洗或擦洗，用阴道窥器暴露阴道、宫颈后，用消毒干棉球拭去子宫颈及阴道后穹隆、阴道壁黏液或炎性分泌物，以使药物直接接触炎性组织而提高疗效。

4. 核对药物：咪康唑栓剂 1 枚。

5. 戴无菌手套，用一只手示指将药片向阴道后壁推进，直至示指完全伸入为止，放入阴道后穹隆处。

6. 协助患者穿好衣裤，整理用物，洗手，记录。

（常用解释语）

李女士，您回家之后还要继续阴道上药，尽量在晚上临睡前上药，您学会了吗，若有问题，可以再联系我。谢谢您的配合。

【操作流程图】

阴道或宫颈上药见图 5-5。

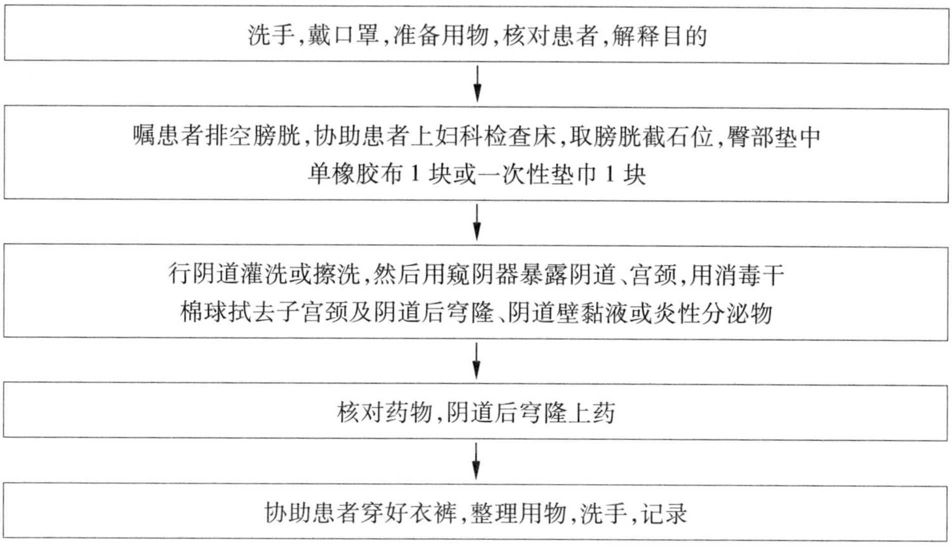

图 5-5　阴道或宫颈上药

【注意事项】

1. 经期或子宫出血者不宜阴道给药。

2. 上非腐蚀性药物时，应转动阴道窥器，使阴道四壁脓性组织均能涂上药物。

3. 应用腐蚀性药物时，要注意保护好阴道壁及正常的宫颈组织。上药前应将纱布或干棉球衬垫于阴道后壁及阴道后穹隆，以免药液下流灼伤正常组织。药液涂好后用干棉球吸干，立即如数取出所垫纱布或棉球。

4. 棉棍上的棉花必须捻紧，涂药时应向同一方向转动，防止棉花落入阴道难以取出。

5. 阴道栓剂最好于晚上或休息时上药，以避免起床后脱出，影响治疗效果。

6. 给未婚妇女上药时不用窥器，可用长棉棍涂抹或用手指将药片推入阴道。

7. 用药期间应禁止性生活。

【拓展】

1. 药物治疗：阴道或宫颈上药常用药品如下。

(1) 阴道后穹隆塞药：常用甲硝唑、制霉菌素等药片、丸剂或栓剂。

(2) 局部非腐蚀性药物上药：常用1%甲紫、新霉素或氯霉素等。

(3) 腐蚀性药物上药：常用20%～50%硝酸银溶液、20%或100%铬酸溶液。

(4) 宫颈棉球上药：有止血药、消炎止血粉和抗生素等。

(5) 喷雾器上药：常用药物有土霉素、磺胺嘧啶、呋喃西林、己烯雌酚等。

2. 对症治疗：根据病情和药物的不同性状采用以下方法。

(1) 阴道后穹隆塞药：常用于治疗滴虫阴道炎、萎缩性阴道炎、阴道假丝酵母菌病及慢性宫颈炎等患者。护士可将药物用长镊子放至阴道后穹隆处，也可指导患者自行放置，于临睡前洗净双手或戴指套，用一只手示、中指夹持药品并用示指将药片或栓剂沿阴道后壁推进至示指完全深入为止。为保证药物局部作用的时间，宜睡前用药。

(2) 局部用药：局部所用药物包括非腐蚀性药物和腐蚀性药物，常用于治疗宫颈炎和阴道炎的患者。①非腐蚀性药物：用于治疗外阴阴道假丝酵母菌病的患者常用1%甲紫，每天1次，7～10 d为1个疗程；用于治疗急性或亚急性子宫颈炎或阴道炎的患者常用新霉素、氯霉素。给予非腐蚀性时可用棉球或长棉棍蘸药液直接涂擦于阴道壁或子宫颈。②腐蚀性药物：用于治疗宫颈糜烂样改变。用长棉棍蘸少许20%～50%硝酸银药液或20%或100%铬酸溶液涂于宫颈的糜烂面，并插入宫颈管内约0.5 cm，稍后用生理盐水棉球擦去表面残余的药液，最后用干棉球吸干。硝酸银溶液每周用药1次，2～4次为1个疗程，20%或100%铬酸溶液每20～30 d上药1次，直至糜烂面完全光滑为止。③宫颈棉球上药：适用于子宫颈亚急性或急性炎症伴有出血者。操作时，用阴道窥器充分暴露子宫颈，用长镊子夹持带有尾线的宫颈棉球浸蘸药液后塞压至子宫颈处，同时将阴道窥器轻轻退出阴道，然后取出镊子，以防退出阴道窥器时将棉球带出或移动位置，将棉球线尾露于阴道口外，并用胶布固定于阴阜上方。嘱患者于放药12～24 h后牵引棉球尾线自行取出。④喷雾器上药：适用于非特异性阴道炎及萎缩性阴道炎患者。各种阴道用药的粉剂如土霉素、呋喃西林、己烯雌酚等药均可用喷雾器喷射，使药物粉末均匀散布于炎性组织表面上。

【操作评分标准】

阴道或宫颈上药操作评分标准见表5-5。

表5-5　阴道或宫颈上药操作评分标准

项目		操作要求	分值	考试评分	备注
操作前准备（9分）		护士准备:着装整洁、洗手、戴口罩	3		
		用物准备:用物齐全、放置合理	3		
		环境准备:清洁安全,隔帘遮挡	3		
评估（12分）		患者的年龄、病情、婚育史、治疗情况及配合程度	3		
		患者的心理状态及合作程度	5		
		核对患者信息,解释操作目的、注意事项	4		
操作要点（60分）	准备	嘱患者排空膀胱,协助患者上妇科检查床,取膀胱截石位,暴露会阴部	5		
		臀部垫中单橡胶布1块或一次性垫巾1块	5		
	坐浴	行阴道灌洗或擦洗	10		
		用阴道窥器暴露阴道、宫颈,用消毒干棉球拭去子宫颈及阴道后穹隆、阴道壁黏液或炎性分泌物	10		
		核对药物	10		
		戴无菌手套,用一只手示指及中指将药片沿阴道后壁推进,直至示指完全深入为止,放入阴道后穹隆处	10		
		再次核对患者信息及药物	10		
操作后终末处置（6分）		协助患者整理衣裤	3		
		整理用物,记录	3		
操作后评价（13分）		患者能说出阴道或宫颈上药的目的,并能接受	5		
		患者感觉安全:隐私得到保护	3		
		阴道或宫颈上药期间,患者有任何异常能及时被发现和处理	5		
总分			100		

【选择题】

1. 有关阴道和宫颈上药,错误的是 ( )
   A. 适用于阴道炎　　B. 月经期继续上药
   C. 适用于宫颈炎　　D. 上药期间禁止性生活
   E. 阴道残端的治疗
2. 有关阴道和宫颈上药方法,错误的是 ( )
   A. 药液可直接喷洒在宫颈上
   B. 药膏可涂于带线棉球上,后塞入阴道紧贴宫颈
   C. 片剂可用长镊子夹住直接放入阴道后穹隆
   D. 栓剂可教会患者自己在家中放药
   E. 1% 甲紫涂擦阴道适用于阴道假丝酵母菌病
3. 阴道、宫颈上药的方法,应除外 ( )
   A. 纳入药片法
   B. 凡用棉球填塞者必须嘱患者 12 ~24 h 后取出棉球
   C. 涂擦法
   D. 喷洒法
   E. 凡上药者必须先做阴道冲洗
4. 阴道或宫颈上药的护理要点包括(多选题) ( )
   A. 应用腐蚀性药物时,注意保护阴道壁及正常组织
   B. 月经期或子宫出血者不宜从阴道给药
   C. 用药后禁止性生活
   D. 给未婚妇女上药时,可用长棉棍涂抹
   E. 宫颈上如有腺囊肿,应先刺破,并挤出黏液后再上药
5. 在阴道宫颈上药时用的棉球嘱患者取出的时间为 ( )
   A. 术后 2 ~4 h　　B. 术后 6 ~8 h
   C. 术后 12 ~24 h　　D. 术后 30 h
   E. 术后 48 h

【选择题答案】

1. B　2. C　3. A　4. ABCDE　5. C

【评判性思考】

操作时如何更好交流,让患者放松情绪?

(渠利霞)

模块六　妇科检查及常用特殊检查的配合

项目一 妇科检查

【实验学时】

2 学时。

【实验类型】

技能型实验。

【学习目标】

能配合医生进行妇科检查,正确地记录妇科检查结果。

【实验目的】

通过妇科检查,了解女性内、外生殖器官,盆腔组织情况。

【临床案例】

王××,33 岁,已婚,来医院行妇科检查,既往月经规律,生育史 1-0-1-1。

【实验准备】

1. 护士准备:着装整洁,洗手,戴口罩。
2. 用物准备:包括无菌手套、阴道窥器、鼠齿钳、长镊、子宫探针、一次性使用宫颈采样拭子、细胞保存液、玻片、棉拭子、消毒液、液状石蜡或肥皂水、生理盐水、无菌巾等。
3. 环境准备:清洁安全,隔帘遮挡。
4. 被检者准备:解释操作目的及注意事项,嘱被检者排空膀胱。

【操作步骤】

(一)操作前核对、评估、与被检者沟通

1. 核对医嘱,被检查者身份。
2. 核对评估被检者的年龄、婚育史、月经史等。
3. 向被检者解释操作目的,取得其配合。

(参考解释语)

您好,能告诉我您的姓名吗?(王××)王女士,一会将为您进行妇科检查,请您不要紧张,如果有不舒服请您告诉我。检查前须排尿。(好的)如果您准备好了,请到妇科检查室。

（二）操作过程

1. 外阴部检查：观察外阴发育、阴毛多少和分布情况（女性型或男性型），有无畸形、水肿、皮炎、溃疡、赘生物或肿块，注意皮肤和黏膜色泽或色素减退及质地变化，有无增厚、变薄或萎缩。分开小阴唇，暴露阴道前庭、观察尿道口和阴道口。观察尿道口周围黏膜色泽及有无赘生物。检查时还应让被检者用力向下屏气，观察有无阴道前壁或后壁膨出、子宫脱垂或尿失禁等情况。

2. 阴道窥器检查：放置阴道窥器前，将阴道窥器前后两叶前端并合，表面涂润滑剂（生理盐水或肥皂液）润滑两叶前端，以利插入阴道，避免阴道损伤。放置阴道窥器时，检查者左手拇指和示指将两侧小阴唇分开，暴露阴道口，右手持阴道窥器避开敏感的尿道周围区，斜行沿阴道侧后壁缓慢插入阴道内，边推进边旋转，将阴道窥器两叶转正并逐渐张开，直至完全暴露宫颈、阴道壁及穹隆部，然后旋转阴道窥器，充分暴露阴道各壁。取出阴道窥器前应将前后两叶合拢再沿阴道侧后壁缓慢取出。阴道窥器检查内容包括宫颈、阴道的视诊。

3. 双合诊：检查者手的两指（多为示指和中指）或一指放入阴道内，另一只手放在腹部配合检查，称为双合诊检查。是妇科检查中最重要的项目。目的在于检查阴道、宫颈、宫体、输卵管、卵巢及宫旁结缔组织以及骨盆腔内壁有无异常。检查者戴无菌手套，右手（或左手）示指和中指蘸润滑剂，顺阴道后壁轻轻插入，检查阴道通畅度、深度、弹性，有无先天畸形、瘢痕、结节、肿块及阴道穹隆情况。触诊宫颈的大小、形状、硬度及宫颈外口情况，有无接触性出血和宫颈举痛。当扪及宫颈外口方向朝后时，宫体为前倾；宫颈外口方向朝前时，宫体为后倾。宫颈外口朝前且阴道内手指伸达后穹隆顶部可触及子宫体时，子宫为后屈。随后将阴道内两指放在宫颈后方，另一只手掌心朝下手指平放在被检者下腹部，当阴道内手指向上向前方抬举宫颈时，腹部手指往下往后按压腹壁，并逐渐向耻骨联合部位移动，通过内、外手指同时抬举和按压，相互协调，扪诊子宫体位置、大小形状、软硬度、活动度以及有无压痛。正常子宫位置一般是前倾略前屈。“倾”指宫体纵轴与身体纵轴的关系。若宫体朝向耻骨，称为前倾；当宫体朝向骶骨，称为后倾。“屈”指宫体与宫颈间的关系。若两者间的纵轴形成的角度朝向前方，称为前屈，形成的角度朝向后方，称为后屈。扪清子宫后，再行双侧附件检查。将阴道内两指由宫颈后方移至一侧穹隆部，尽可能往上向盆腔深部扪触；与此同时，另一只手从同侧下腹壁髂嵴水平开始，由上往下按压腹壁，与阴道内手指相互对合，以触摸该侧子宫附件区有无肿块、增厚或压痛。若扪及肿块，应查清其位置、大小、形状、软硬度、活动度、与子宫的关系以及有无压痛等。正常卵巢偶可扪及，触后稍有酸胀感。正常输卵管不能扪及。

4. 三合诊：经直肠、阴道、腹部联合检查，称为三合诊。方法是双合诊结束后，一只手示指放入阴道，中指插入直肠以替代双合诊时的两指，其余检查步骤与双合诊时相同，三合诊是对双合诊检查不足的重要补充。通过三合诊能扪清后倾或后屈子宫的大小，发现子宫后壁、宫颈旁、直肠子宫凹陷、子宫骶韧带及双侧盆腔后壁的病变，估计盆腔内病变范围，及其与子宫或直肠的关系，特别是癌肿与盆壁间的关系，扪诊阴道直肠隔、骶骨前方或直肠内有无病变。三合诊在生殖器官肿瘤、结核、子宫内膜异位症、炎症的检查时尤为重要。

5. 直肠-腹部诊:检查者一只手示指伸入直肠,另一只手在腹部配合检查,称为直肠-腹部诊。一般适用于无性生活史、阴道闭锁、经期不宜做双合诊检查或有其他原因不宜行双合诊检查的被检者。

6. 记录

(1)外阴:发育情况、阴毛分布形态、婚产类型(未婚、已婚未产或经产)。有异常发现时,应详加描述。

(2)阴道:是否通畅,黏膜情况,分泌物量、色、性状及有无气味。

(3)子宫颈:大小、硬度,有无糜烂样改变,撕裂、息肉、腺囊肿,有无接触性出血、举痛及摇摆痛等。

(4)子宫:位置、大小、硬度、活动度,表面是否平整、有无突起,有无压痛等。

(5)附件:有无块物、增厚、压痛。若扪及肿块,记录其位置、大小、硬度,表面光滑与否、活动度、有无压痛及子宫及盆壁关系。左右两侧情况分别记录。

【操作流程图】

妇科检查见图6-1。

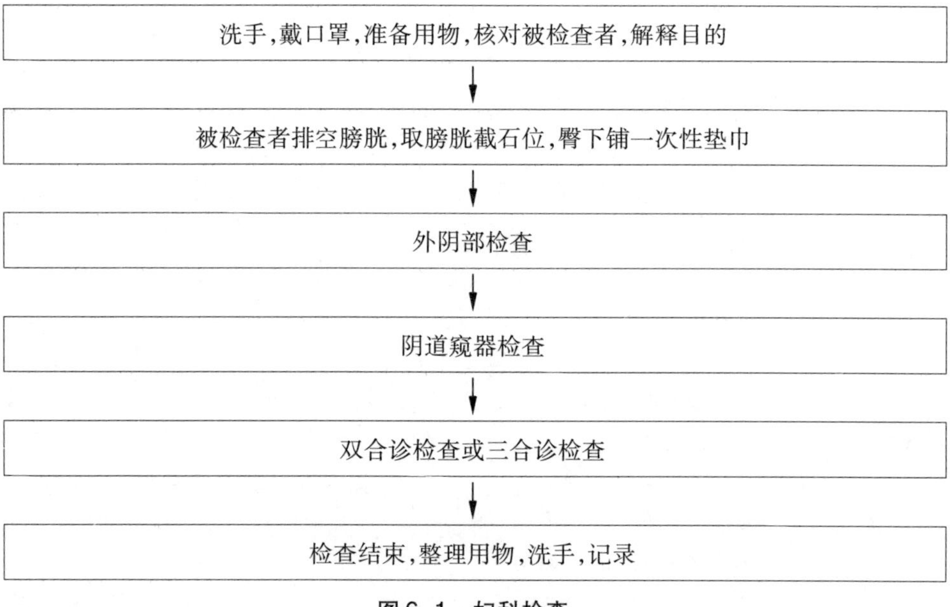

图6-1 妇科检查

【注意事项】

1. 检查者关心体贴被检者,做到态度严肃,语言亲切,检查前向被检者做好解释工作,检查时仔细认真,动作轻柔。同时,检查室温度要适宜,环境要寂静,若有其他被检者在场,应注意遮挡。

2. 每检查一人应更换置于臀部下面的垫巾(或塑料布、纸单),无菌手套和检查器械,一人一换,一次性使用,以避免感染或交叉感染。

3. 除绝经后萎缩性尿道炎被检者有时需取膝胸位外,一般妇科检查均取膀胱截石位。

4. 不宜搬动的危重被检者不能上检查台，可在病床上检查。

5. 正常月经期应避免检查，若为阴道异常出血则必须检查。检查前消毒外阴，以防发生感染。

6. 阴道窥器检查时，根据被检者阴道大小和阴道壁松弛情况，选用适当大小的阴道窥器。无性生活者未经本人同意，禁用阴道窥器检查。使用阴道窥器检查阴道和宫颈时，要注意阴道窥器的结构特点，以免漏诊。冬天气温较低时，可将阴道窥器前端置于40～45 ℃肥皂液中预先加温，防止因阴道窥器的温度过低而影响检查效果。拟做宫颈细胞学检查或取阴道分泌物涂片检查时，则不应用润滑剂，以免影响涂片质量和检查结果。

7. 无性生活被检者禁做阴道窥器检查和双合诊或三合诊检查，一般行直肠-腹部诊。若确有检查必要时，应先征得被检者及其家属同意后，方可用示指放入阴道扪诊，或行阴道窥器或双合诊检查。

8. 怀疑有盆腔内病变而腹壁肥厚、高度紧张不合作或无性生活史被检者，若妇科检查不满意，可行 B 超检查。必要时可在麻醉下进行盆腔检查，以做出正确的判断。

9. 男性医师对被检者进行妇科检查时，应有 1 名女性医护人员在场，以减轻被检者紧张心理，并可避免发生不必要的误会。

10. 行双合诊、三合诊或直肠-腹部诊时，除应按常规操作外，掌握下述各点有利于检查的顺利进行：①当两只手指放入阴道后，被检者感疼痛不适时，可单用示指替代双指进行检查；②三合诊时，在将中指深入肛门时，嘱被检者像解大便一样同时用力向下屏气，使肛门括约肌自动放松，可减轻被检者疼痛和不适感；③若被检者腹肌紧张，可边检查边与被检者交谈，使其张口呼吸而使腹肌放松；④当检查者无法查明盆腔内解剖关系时，继续强行扪诊，不但被检者难以耐受，且往往徒劳无益，此时应停止检查。

【操作评分标准】

妇科检查操作评分标准见表6-1。

表6-1　妇科检查操作评分标准

项目	操作要求	分值	考试评分	备注
操作前准备（15分）	护士准备：着装整洁、洗手、戴口罩	5		
	用物准备：用物齐全、放置合理	5		
	被检者准备：向被检者解释操作的过程、目的及注意事项，排空膀胱	5		
评估（10分）	核对被检者的姓名等基本信息	5		
	核对被检者的年龄、婚育史、月经史等	5		

续表 6–1

项目		操作要求	分值	考试评分	备注
操作要点（55 分）	准备	再次正确核对被检者，向被检查者解释目的、注意事项	5		
		被检者排空膀胱，取膀胱截石位	5		
	妇科检查	铺无菌巾	5		
		行外阴部检查：观察外发育、阴毛、有无畸形、水肿、炎症、溃疡、赘生物或肿块等	10		
		行阴道窥器检查：宫颈、阴道的视诊	10		
		行双合诊检查子宫位置、大小及附件情况	10		
		行三合诊检查	10		
操作后终末处置（10 分）		协助被检者整理衣裤	5		
		整理用物	5		
操作后评价（10 分）		被检者感觉安全：隐私得到保护	5		
		被检者检查中有任何异常能及时发现和记录	5		
总分			100		

【选择题】

1. 三合诊检查的目的，下列哪项除外　（　　）
   A. 检查后倾后屈子宫的大小
   B. 检查子宫后壁情况
   C. 检查直肠子宫陷凹、直肠阴道隔及直肠情况
   D. 检查膀胱情况
   E. 子宫颈癌被检者临床分期
2. 关于双合诊检查，下列说法错误的是　（　　）
   A. 正常情况下，均可触及输卵管、卵巢
   B. 检查前需排空膀胱
   C. 是盆腔检查中最常用的方法
   D. 未婚者一般不做
   E. 指阴道和腹壁的联合联查
3. 有关妇科双合诊检查，错误的是　（　　）
   A. 先排空膀胱
   B. 取膀胱截石位
   C. 适用于所有妇科患者
   D. 用具消毒，防止交叉感染

E. 是妇科最常用检查方法

4. 下列哪些应行三合诊检查(多选题)　　(　　)

A. 盆腔子宫内膜异位症　　B. 宫颈癌

C. 早孕　　D. 卵巢肿瘤

E. 急性盆腔炎

5. 直肠-腹部诊的适应证有(多选题)　　(　　)

A. 未婚者　　B. 阴道闭锁

C. 盆腔子宫内膜异位症　　D. 炎性包块

E. 恶性肿瘤

【选择题答案】

1. D　2. A　3. C　4. ABDE　5. AB

【评判性思考】

1. 如何对无性生活的女性进行妇科检查?

2. 如果是男医师做检查,应如何操作?

(渠利霞)

项目二 经阴道后穹隆穿刺术检查配合

【实验学时】

2 学时。

【实验类型】

技能型实验。

【学习目标】

1. 能陈述经阴道后穹隆穿刺术的目的及适应证。
2. 能缓解患者紧张焦虑情绪,熟练配合医生行经阴道后穹隆穿刺术。

【实验目的】

抽取积血、积液、积脓进行肉眼观察及生物化学、微生物学和病理检查,帮助明确诊断。

【临床案例】

丁××,女,39 岁,以“停经 42 d,下腹部疼痛 2 d,加重 2 h”为主诉急诊入院。查血 HCG 2 000 IU/L;彩超示:左侧附件区不均质回声,考虑宫外孕可能,遵医嘱建议患者行“阴道后穹隆穿刺术”进一步确诊。

【实验准备】

1. 护士准备:着装整洁,洗手,戴口罩。
2. 用物准备:阴道窥器 1 个、宫颈钳 1 把、长镊子 2 把、腰椎穿刺针或 22 号长针头 1 个、20 mL 注射器 1 支、无菌试管数个、洞巾 1 块、纱布块若干、棉球若干、手套 1 副、消毒液等。
3. 患者准备:排空膀胱。

【操作步骤】

(一)操作前核对、评估、与患者沟通

1. 核对患者的身份信息。
2. 评估患者心理状况,鼓励患者,缓解紧张恐惧情绪。
3. 评估患者对此项操作的了解程度,告知患者检查目的、方法及注意事项,取得配合。

4. 询问患者病史及月经史，确定检查时间。

（参考解释语）

您好，请让我看一下您的腕带，是丁女士吧？丁女士，为了进一步了解您的病情，遵医嘱现在为您进行经阴道后穹隆穿刺术来进一步确诊病情，请您配合。（好的）术中取膀胱截石位，操作过程不要紧张，放松臀部肌肉，我们将最大限度提高您的舒适度。检查前先要去卫生间排尿。（好的）请跟我到检查室。

（二）检查中配合

1. 患者排空膀胱后取膀胱截石位，调整检查光源，准备好所需用物，常规消毒外阴、阴道后铺无菌洞巾。

2. 医生用宫颈钳夹持宫颈后唇并向前提拉，充分暴露宫颈及阴道后穹隆，再次消毒。穿刺时嘱患者勿移动身体，避免伤及子体宫和直肠，用腰椎穿刺针或22号长针头接5～10 mL注射器，于宫颈后唇与阴道后壁黏膜交界处下方平行宫颈管进针2～3 cm，有落空感后开始抽吸。

3. 抽吸标本，拔出穿刺针，若针眼处有活动性出血，用无菌棉球压迫穿刺点片刻，止血后取出阴道窥器，协助医生及时将标本送检。

4. 协助患者穿好衣物，向患者讲解术后注意事项。

5. 协助医生整理用物，进行终末处置。

（参考解释语）

丁女士，您的检查已经操作完毕，如果您有不适请及时呼叫我们，我们也会经常来看您的，谢谢您的配合。

【操作流程图】

经阴道后穹隆穿刺术检查配合见图6-2。

洗手，戴口罩，准备用物，核对患者信息，解释目的

↓

协助患者取膀胱截石位，常规消毒，铺无菌洞巾

↓

充分暴露阴道后穹隆后，再次消毒

↓

用腰椎穿刺针或22号长针头接5～10 mL注射器进行穿刺

↓

抽吸标本，拔出穿刺针

↓

将标本及时送检，取出阴道窥器

↓

向患者讲解术后注意事项，进行终末处置

图6-2　经阴道后穹隆穿刺术检查配合

【注意事项】

1. 检查前护理注意事项：①有条件或病情允许时，先行超声检查，协助诊断直肠子宫陷凹有无液体及液体量。②向受检者提供预防保健知识，介绍阴道镜检查的过程及可能出血的不适，减轻其心理压力。

2. 检查后护理注意事项

(1)评估患者的意识状况及生命体征并记录，重视病人的主诉。

(2)评估患者阴道流血情况，嘱其半卧位休息，保持外阴清洁。

(3)抽出标本应注明标记及时送检，做常规检查或细胞学检查：脓性液体应行细菌培养和药物敏感试验；抽出液若为血液，应放置 5 min 观察是否凝固，出现凝固为血管内血液；或将血液滴注于纱布块上观察，出现红晕则为血管内血液；若放置 6 min 不凝固，可判断为腹腔内出血。

(4)对准备急诊手术的病人立即做好术前准备，建立静脉通路，监测生命体征及尿量。

3. 检查的适应证

(1)疑有腹腔内出血时(如异位妊娠或卵巢黄体破裂等)，可协助诊断。

(2)疑盆腔内有积液、积脓时，穿刺抽液可了解积液性质；若为盆腔脓肿，可穿刺引流及注入广谱抗生素治疗。

(3)盆腔肿块位于直肠子宫陷凹内，进行穿刺抽吸或行活检可明确诊断。对可疑外阴、阴道、宫颈病变处进行指导性活检。

(4)B 超引导下行卵巢子宫内膜异位囊肿或输卵管妊娠部位注药治疗。

(5)超声引导下经阴道后穹隆穿刺取卵，用于各种辅助生殖技术。

4. 检查的禁忌证

(1)盆腔严重粘连，粘连肿块占据直肠子宫陷凹位者。

(2)疑有子宫后壁和肠管粘连者。

(3)异位妊娠采取非手术治疗者。

【操作评分标准】

经阴道后穹隆穿刺术检查配合操作评分标准见表 6-2。

表 6-2　经阴道后穹隆穿刺检查配合操作评分标准

项目	操作要求	分值	考试评分	备注
检查前准备(10 分)	护士准备：着装整洁、洗手、戴口罩	2		
	用物准备：用物齐全、放置合理	3		
	核对患者信息，宣讲操作前注意事项，解释操作目的	5		

续表 6-2

项目		操作要求	分值	考试评分	备注
检查术中配合点（70 分）	检查术中配合	患者排尿，取膀胱截石位，暴露会阴部	10		
		遵循无菌原则打开无菌包，常规消毒	10		
		当医生用宫颈钳夹持宫颈后唇并向前提拉，充分暴露阴道后穹隆后，再次消毒	10		
		检查过程中观察患者生命体征	10		
		检查过程中及时递送医生所需物品	10		
		检查结束前清点敷料和器械，检查结束后清洁器械	3		
	术后护理	用无菌棉球压迫穿刺点止血	3		
		再次核对患者信息	3		
		操作完毕后，安抚患者紧张情绪，讲解检查术后注意事项	4		
		整理用物，洗手	2		
		标本及时送检	5		
操作后终末处置（10 分）		整理用物，整理床单位	5		
		进行终末处置	5		
操作后评价（10 分）		患者紧张情绪逐渐缓解，心情放松	5		
		操作过程节奏有序，动作熟练，与医生配合度较高	5		
总分			100		

【选择题】

1. 经阴道后穹隆穿刺术检查时，患者取何种体位 （ ）
   A. 膀胱截石位 B. 半坐卧位
   C. 膝胸位 D. 平卧位
   E. 中凹卧位
2. 抽取的血标本多少分钟内不凝血可判断为腹腔内出血 （ ）
   A. 4 B. 5
   C. 6 D. 7
   E. 3

【选择题答案】

1. A 2. C

【评判性思考】

如何判断抽取的血标本为腹腔内出血？

（李亚南）

项目三 生殖道细胞学检查配合

【实验学时】

2学时。

【实验类型】

技能型实验。

【学习目标】

1. 能说出生殖道细胞学检查的适应证和禁忌证，熟练进行健康教育。
2. 协助进行生殖道脱落细胞标本留取。

【实验目的】

正确留取生殖道脱落细胞标本，协助医师临床诊断。

【临床案例】

刘××，女，39岁，已婚。患者因“接触性出血1个月余”就诊，遵医嘱建议行生殖道细胞学检查。

【实验准备】

1. 护士准备：着装整洁，洗手，戴口罩。

2. 用物准备：阴道窥器1个、宫颈刮匙（木质小刮板）2个或细胞刷1个、载玻片若干张、不同型号塑料管、0.9%氯化钠注射液、无菌干燥棉签及棉球、装有固定液（95%乙醇）标本瓶1个或新柏氏液（细胞保存液）1瓶。留取标本的容器必须无菌干燥。

3. 患者准备：向患者解释操作的目的及注意事项，取得配合。

【操作步骤】

（一）操作前核对、评估、与患者沟通

1. 核对患者姓名、年龄、门诊号、门诊病历等信息。

2. 评估患者心理状况，与其沟通，告知检查的目的、方法、注意事项及检查过程中可能出现的不适，取得配合。

3. 评估患者的检查时间，检查前24 h禁止性生活、阴道检查、阴道灌洗上药等。

4. 评估周围环境，注意屏风遮挡，保护患者隐私。

（参考解释语）

您好，能告诉我您的姓名吗？（刘××）刘女士，您好，根据您的病情描述，现在需要为您留取生殖道脱落细胞检查标本，请您配合。（好的）请问您最近24 h内有没有性生活、阴道检查或者阴道灌洗上药？（都没有）留取标本时可能会有轻微不适感，请您配合。（好的）

（二）操作过程

1. 协助患者取膀胱截石位。

2. 涂片种类及采集方法如下

（1）阴道涂片：主要目的是了解卵巢或胎盘功能，检测下生殖道感染的病原体。①对已婚妇女，一般在阴道侧壁上1/3处轻轻刮取黏液及细胞做涂片，避免将深层细胞混入而影响判断，薄而均匀地涂于玻片上，置95%乙醇中固定。② 对无性生活的妇女，应签署知情同意书，可将消毒棉签先浸湿，然后伸入阴道在其侧壁上1/3处轻卷后取出棉签，在玻片上涂片并固定。

（2）子宫颈刮片：早期子宫颈癌筛查的重要方法。在子宫颈外口鳞-柱状上皮交接处，以子宫颈外口为圆心，将木质刮板轻轻刮取一周，避免损伤组织引起出血而影响检查结果。若白带过多，应先用无菌干棉球轻轻擦净黏液，再刮取标本，然后均匀地涂抹于玻片上。

（3）子宫颈刷片（涂片）：筛查宫颈管内病变。先将子宫颈表面分泌物拭净，将“细胞刷”置于子宫颈管内，达子宫颈外口上方10 mm左右，在子宫颈管内旋转数圈后取出，旋转“细胞刷”将附着于小刷子上的标本均匀地涂抹于玻片上或洗脱于保存液中。

（4）宫腔吸片：筛查宫腔内恶性病变，较阴道涂片及诊刮阳性率高。①选择直径1～5 mm不同型号塑料管，一端连接无菌注射器，另一端送入子宫腔内达宫底部，边轻轻抽吸边上下左右转动方向。② 将吸出物涂片、固定、染色。③ 停止抽吸再取出吸管，以免将宫颈管内容物吸入。④ 亦可用宫腔灌洗法，用注射器将10 mL无菌0.9%氯化钠注射液注入宫腔，轻轻抽吸洗涤内膜面，然后收集洗涤液，离心后取沉渣涂片。

3. 取脱落细胞标本时动作应轻、稳、准，避免损伤组织引起出血。若阴道分泌物较多，应先用无菌干棉球轻轻擦拭后再取标本。

4. 涂片必须均匀地向一个方向涂抹，禁忌来回涂抹，以免破坏细胞。

【操作流程图】

生殖道细胞学检查配合见图6-3。

洗手，戴口罩，准备用物

↓

核对患者，解释目的，取得配合

↓

协助患者取膀胱截石位
↓
根据患者病情选择合适的取标本工具
↓
协助医师正确留取标本
↓
向患者讲解采集标本的注意事项
↓
标本及时送检

图 6-3　生殖道细胞学检查配合

【注意事项】

1. 在做检查前 24 h 避免性生活。
2. 在做检查前 24～48 h 内不要冲洗阴道或局部用药，也不要做阴道内诊。
3. 如有炎症先治疗，然后再做细胞学检查，以免影响诊断结果。
4. 细胞学检查最好安排在非月经期进行。
5. 对未婚妇女，将卷紧的无菌棉签在 0.9% 氯化钠注射液中浸湿，再用湿棉签深入阴道上 1/3 段侧壁轻卷取细胞，取出棉签放载玻片上，向一个方向滚涂，置于 95% 乙醇溶液中固定。

【操作评分标准】

生殖道细胞学检查配合操作评分标准见表 6-3。

表 6-3　生殖道细胞学检查配合操作评分标准

项目	操作要求	分值	考试评分	备注
操作前准备（10 分）	护士准备：着装整洁、洗手、戴口罩	5		
	用物准备：用物齐全、放置合理	5		
评估（10 分）	患者的年龄、病情和生命体征	3		
	患者的心理状态及合作程度	2		
	患者标本采集的方法	5		

续表 6-3

项目		操作要求	分值	考试评分	备注
操作要点（60 分）	标本采集前	正确核对患者，评估患者心理状况，取得配合	4		
		向患者解释检查的目的和方法	5		
		询问患者检查前 24 h 是否有性生活、阴道检查、阴道灌洗上药等	5		
	阴道涂片	对已婚妇女，一般在阴道侧壁上 1/3 处轻轻刮取黏液及细胞做涂片，薄而均匀地涂于玻片上，置 95% 乙醇中固定	5		
		对无性生活的妇女，应签署知情同意书，可将消毒棉签先浸湿，然后伸入阴道在其侧壁上 1/3 处轻卷后取出棉签，在玻片上涂片并固定	5		
	子宫颈刮片	在子宫颈外口鳞-柱状上皮交接处，以子宫颈外口为圆心，将木质刮板轻轻刮取一周，然后均匀地涂抹于玻片上	6		
	子宫颈刷片	将子宫颈表面分泌物拭净	3		
		将“细胞刷”置于子宫颈管内，达子宫颈外口上方 10 mm 左右	3		
		在子宫颈管内旋转数圈后取出	2		
		旋转“细胞刷”将附着于小刷子上的标本均匀地涂抹于玻片上或洗脱于保存液中	2		
	宫腔吸片	选择直径 1 ~ 5 mm 不同型号塑料管，一端连接无菌注射器，另一端送入子宫腔内达宫底部，边轻轻抽吸边上下左右转动方向	6		
		将吸出物涂片、固定、染色	4		
		停止抽吸再取出吸管，以免将宫颈管内容物吸入	5		
		亦可用宫腔灌洗法，用注射器将 10 mL 无菌 0.9% 氯化钠注射液注入宫腔，轻轻抽吸洗涤内膜面，然后收集洗涤液，离心后取沉渣涂片	5		
操作后终末处置（10 分）		标本及时送检	5		
		整理用物，分类处置	5		
操作后评价（10 分）		患者正确理解并配合，顺利完成取材	3		
		环境符合要求，保护隐私	3		
		护士能做到检查时及时配合医生	4		
总分			100		

【选择题】

1. 生殖道脱落细胞学检查的物品准备不包括　(　　)
   A. 阴道窥器　B. 95%乙醇固定液标本瓶
   C. 宫颈刷　D. 宫颈钳
   E. 新柏氏液标本瓶
2. 下列患者不能做生殖道脱落细胞学检查的是　(　　)
   A. 功能失调性子宫出血　B. 生殖道感染性疾病
   C. 月经期　D. 妇科肿瘤筛查
   E. 不明原因的闭经

【选择题答案】

1. D　2. C

【评判性思考】

1. 如何能让患者放松情绪,更好地与医生交流和配合检查?
2. 在社区应该使用哪种方法进行宫颈癌筛查?如何进行?

(李亚南)

项目四 诊断性刮宫术配合

【实验学时】

2 学时。

【实验类型】

技能型实验。

【学习目标】

1. 能说出诊断性刮宫术的目的、操作方法,配合医生进行诊断性刮宫术操作。
2. 能熟练与患者交流,有效进行健康教育。

【实验目的】

刮取宫腔内容物行病理学检查。

【临床案例】

丁××,女,46 岁。因"子宫不规则出血半月余"为主诉来院就诊,患者平素月经规律,半月前月经来潮,月经量进行性增多,无腹痛及下坠感,彩超结果示:子宫内膜回声欠均匀,为进一步诊断子宫出血原因,拟行诊断性刮宫术。

【实验准备】

1. 护士准备:着装整洁,洗手,戴口罩。
2. 用物准备:诊刮包 1 个(90 cm×90 cm 无纺布 2 个、长镊子 2 个、大药杯 1 个、洞巾 1 个、宫颈钳 1 个、刮匙 1 个、阴道窥器 1 个、纱布 4 块、上环器 1 个、探针 1 个、弯盘 1 个、袖头 2 个、指示卡 1 张、治疗巾 2 个、取环钩 1 个),棉球 1 包,无菌手套 1 个,标本袋 1 个。
3. 药品准备:95% 乙醇,碘伏。
4. 患者准备:向患者解释手术目的及注意事项,排空膀胱后,协助取膀胱截石位。

【操作步骤】

(一)操作前核对、评估、与患者沟通

1. 核对患者的床号、姓名等信息。
2. 评估患者的病情、意识状态。

（参考解释语）

您好，能告诉我您的床号和姓名吗？（6床，丁××）丁女士，为了进一步了解您的病情，遵医嘱现在为您做诊断性刮宫术，这项手术目的是刮取组织送病理检查，以了解您不规则出血的原因。手术过程可能会有些不适需要您的配合。丁女士，检查前需要先排尿。（好的，我刚去过）请跟我到检查室。

（二）操作过程

1. 协助患者排空膀胱后取膀胱截石位，行双合诊查清子宫位置、大小及子宫屈向。

2. 常规消毒外阴及阴道，铺无菌洞巾，协助医生放置阴道窥器，充分暴露宫颈后再次消毒阴道及宫颈。

3. 用宫颈钳钳夹宫颈前唇，用探针探测宫腔深度，按子宫屈向逐渐扩张宫颈管，用刮匙分别刮取宫腔前壁、侧壁、后壁、宫底和两侧宫角部。若行分段诊刮时，先用小刮匙刮取宫颈内口及以下的宫颈管组织，再刮取宫腔内膜组织，并将宫颈管和宫腔组织分开装入标本瓶中，做好记录。

4. 检查过程中密切观察患者生命体征的变化。

5. 检查中让患者做深呼吸等放松动作，分散注意力，以减轻疼痛。

（参考解释语）

丁女士，您现在有什么不适吗？（没有）有没有下腹部疼痛？（没有）手术很快就做完了，您放松心情不用紧张，如果有什么不适请及时告知我们。

6. 检查过程中及时递送医生所需物品，检查结束后取出宫颈钳，再次消毒宫颈、阴道，取出阴道窥器。

7. 协助患者穿衣，送入恢复室，讲解术后注意事项。

（常用解释语）

丁女士，手术已经做完了，您现在有什么不舒服的吗？（没有）您现在阴道出血多吗？（不多）您回去之后应观察阴道出血情况，若出血量大，应及时就诊。保持会阴部清洁，给予抗生素预防感染。半个月内禁止盆浴及性生活，按时间取病理检查结果后复诊。（好的，谢谢你）

8. 送标本至病理科。

【操作流程图】

诊断性刮宫术配合见图6-4。

洗手，戴口罩，准备用物，核对患者，解释目的

↓

查对患者信息，协助患者取截石位

↓

常规消毒外阴及阴道，铺无菌巾，放置阴道窥器，充分暴露宫颈，再次消毒阴道及宫颈

↓

安抚患者紧张情绪,配合医生进行诊断性刮宫术操作,观察患者操作中生命体征

↓

准备病理标本袋(瓶),填写好患者信息,装入病理标本

↓

操作完毕后,协助患者至术后恢复室,向患者讲解术后注意事项

↓

整理用物,洗手

↓

将标本送至病理科

图6-4　诊断性刮宫术配合

【注意事项】

1. 认真评估患者心理状况,与患者沟通,告知诊刮的目的、方法、注意事项及手术过程中可能出现的不适,取得患者配合。

2. 认真评估患者检查时间,诊断目的不同检查时间不同。

3. 严格掌握指征及无菌操作,避免生殖系统逆行感染。

4. 操作过程中患者不可随意挪动身体,避免术中子宫穿孔及其他脏器损伤。

5. 术中密切观察患者的病情变化及生命体征。

6. 术后观察患者阴道出血情况、有无头晕及血压下降等出血反应。

7. 术后保持会阴部清洁,给予抗生素预防感染。

8. 告知患者2周内禁止性生活及盆浴,按时取病理结果后复诊。

9. 适应证:①异常子宫出血,或阴道排液患者,需进一步诊断。②排卵障碍性子宫出血、闭经、不孕症患者为进一步了解子宫内膜变化及有无排卵等情况,可行一般诊断性刮宫。③怀疑同时有宫颈病变时,应对宫颈管及宫腔行分段诊刮。④宫腔内残留组织的清除。

10. 禁忌证:①有急性生殖器官炎症者。②体温超过37.5 ℃者。

【操作评分标准】

诊断性刮宫术配合操作评分标准见表6-4。

表6-4　诊断性刮宫术配合操作评分标准

项目	操作要求	分值	考试评分	备注
操作前准备 (10分)	护士准备:着装整洁、洗手、戴口罩	5		
	用物准备:用物齐全、放置合理	5		

续表 6-4

项目		操作要求	分值	考试评分	备注
评估（10 分）		患者的年龄、病情、生命体征	3		
		患者的心理状态及合作程度	2		
		是否有诊断性刮宫术指证	3		
		检查各项检查单，签字单是否完善	2		
操作要点（60 分）	诊断性刮宫术	正确核对患者，给患者解释目的、注意事项	4		
		嘱患者排空膀胱，协助患者取膀胱截石位	4		
		遵循无菌原则打开无菌包，常规消毒	4		
		配合医生进行诊断性刮宫术操作	6		
		观察患者病情变化、生命体征变化	5		
		指导患者做深呼吸等放松动作	5		
		检查过程中及时递送医生所需物品	6		
		术前及术后清点敷料和器械	6		
		将所需活检的组织用 95% 乙醇溶液固定并标记	3		
		填写病理单并核对患者信息	6		
		检查结束后取出宫颈钳，再次消毒宫颈、阴道，取出阴道窥器	5		
		操作完毕后，协助患者至术后恢复室，安抚患者紧张情绪，讲解检查术后注意事项	6		
操作后终末处置（10 分）		整理用物，整理床单位	5		
		标本及时送检	5		
操作后评价（10 分）		患者感觉安全：手术疼痛未引起恐惧	2		
		诊断性刮宫术期间，患者的生命体征异常能及时被发现和处理	3		
		患者知道术后注意事项	5		
总分			100		

【选择题】

1. 诊断性刮宫后，禁止性生活及盆浴　　（　　）

A. 1 周　　B. 2 周

C. 3 周　　D. 4 周

E. 5 周

2. 王女士正在应用性激素治疗，若行诊断性刮宫进而了解其卵巢功能，你应告知其术前停用性激素至少达 （ ）

A. 3 天　　B. 1 周

C. 2 周　　D. 3 周

E. 1 个月

【选择题答案】

1. B　2. E

【评判性思考】

1. 诊断性刮宫术操作过程中如何能缓解患者疼痛？
2. 如何能让患者放松情绪，更好地与医生交流和配合诊疗与护理？

（李亚南）

项目五　宫颈活组织检查配合

【实验学时】

2 学时。

【实验类型】

技能型实验。

【学习目标】

1. 能说出宫颈活组织检查的目的、适应证等。
2. 能正确配合宫颈活组织检查。
3. 熟练与患者交流，适时进行健康教育。

【实验目的】

自宫颈病变部位或可疑部位取小部分组织进行病理检查，为诊断提供依据。

【临床案例】

张××，女，32 岁。因“接触性阴道出血 10 余天”入院，患者 10 余天前无明显诱因出现性交后阴道出血，量少，色鲜红，无腹痛、发热、无腹泻、尿急、尿频及肛门坠胀感等。至当地医院就诊，行宫颈活检病理检查示：①宫颈 6、9、12 点黏膜慢性炎症；②宫颈肿物：倾向子宫内膜癌，建议免疫组化协诊；③子宫内膜：增殖期子宫内膜。为求进一步诊断，门诊以“宫颈病变？子宫内膜癌？”为诊断收入院，遵医嘱行宫颈活组织检查。

【实验准备】

1. 护士准备：着装整洁，洗手，戴口罩。

2. 用物准备：阴道窥器 1 个、宫颈钳 1 把、宫颈活检钳 1 把、长镊子 2 把、纱布卷 1 个、洞巾 1 块、棉球及棉签若干、手套 1 副、复方碘溶液、装有固定液标本瓶 4 ~ 6 个及消毒液。

3. 患者准备：给患者解释使用目的及注意事项。

【操作步骤】

（一）操作前核对、评估、与患者沟通

1. 核对患者的床号、姓名、性别等信息。

2. 评估患者的病情并询问病史，是否为月经期，患有阴道炎者应治愈后再取活检。

3. 告知患者检查的目的、方法、注意事项及检查过程中可能出现的不适，取得患者配合。

4. 评估患者周围环境、注意屏风遮挡保护患者隐私。

（参考解释语）

您好，能告诉我您的床号和姓名吗？（2 床，张××）张女士，为了进一步了解您的病情，遵医嘱现在为您行宫颈活组织检查，也就从您的宫颈上取一小块或几块组织做病理检查，以明确诊断。请您配合。（好的）

（二）操作过程

1. 调节室温，屏风遮挡。

2. 协助患者取膀胱截石位，注意保暖。

3. 常规消毒外阴、铺无菌洞巾。

（参考解释语）

张女士，请您躺在检查床上，双腿放在支架上。我先给您消毒外阴，有点凉，不要紧张！（好的）

4. 当医生放置阴道窥器，充分暴露宫颈后，协助医生用干棉球擦净宫颈表面黏液，局部消毒。

5. 配合取材：协助医生在宫颈外口鳞-柱交界处或特殊病变处，持宫颈活检钳取适当大小的组织。为提高取材准确性，在阴道镜引导下取材，或在宫颈阴道部涂以复方碘溶液，选择不着色区域取材。

（1）临床明确为宫颈癌，只为确定病理类型或浸润程度者可以行单点取材。

（2）可疑宫颈癌者，应按时钟位置 3、6、9、12 点四处钳取组织。

（参考解释语）

张女士，现在医生准备为您取材了，您不要紧张。您不会感到明显的疼痛，小腹可能会有酸胀、下坠的感觉。如果有不适，请您及时告诉我（好的，谢谢你）谢谢您的配合。

6. 当手术结束时协助医生以棉球或纱布卷局部压迫止血。

7. 将取出的组织分别放在标本瓶内，做好标记并及时送检。

8. 向患者讲解注意事项

（1）评估患者阴道流血情况，嘱其保持会阴部清洁，12 h 后自行取出棉球或纱布卷，若出现大量阴道流血，应及时就诊。

（2）指导患者术后 1 个月内禁止性生活、盆浴及阴道灌洗。

（3）提醒患者按要求取病理报告单并及时复诊。

（4）饮食清淡，不吃辛辣、生冷等刺激性食物。

【操作流程图】

宫颈活组织检查配合见图6-5。

洗手,戴口罩,准备用物,核对患者,解释目的

↓

调节室温,屏风遮挡,患者取膀胱截石位

↓

常规消毒外阴、铺无菌洞巾

↓

协助擦净宫颈表面黏液,局部消毒

↓

配合取材、局部压迫止血

↓

标本标记并及时送检

图6-5 宫颈活组织检查配合

【注意事项】

1. 宫颈活检的时间不宜在月经期和月经前期,以防感染和出血过多。

2. 外阴消毒顺序:小阴唇→大阴唇→阴阜→左右大腿内上1/3,会阴、左右臀部和肛门周围,自上而下、从内到外消毒3遍,注意消毒范围不得超过前一次的消毒范围。

3. 活检时于可疑病灶即碘不着色区钳取宫颈组织留检,做到正确标记标本位置并及时送检。

4. 在操作过程中注意观察患者的反应,消除其紧张心理。

5. 适应证

(1)宫颈脱落细胞学涂片检查巴氏Ⅲ级或Ⅲ级以上者;宫颈脱落细胞学涂片检查巴氏Ⅱ级经反复治疗无效者。

(2)TBS分类鳞状上皮细胞异常低度鳞状上皮内病变及以上者。

(3)阴道镜检查反复出现可疑阳性或阳性者。

(4)可疑为宫颈恶性病变或宫颈特异性感染,需进一步明确诊断者。

6. 禁忌证

(1)生殖道急性或亚急性炎症者。

(2)处于妊娠期、月经期或有不规则阴道出血者。

(3)患有血液病有出血倾向者。

【操作评分标准】

宫颈活组织检查配合操作评分标准见表6-5。

表6-5 宫颈活组织检查配合操作评分标准

项目		操作要求	分值	考试评分	备注
操作前准备(10分)		护士准备:着装整洁、洗手、戴口罩	5		
		用物准备:用物齐全、放置合理	5		
评估(10分)		患者的年龄、病情、生命体征、皮肤情况	3		
		患者的心理状态及合作程度	2		
		是否有进行宫颈活检的禁忌证	5		
操作要点(60分)	准备	正确核对患者,向患者解释目的、注意事项	5		
		协助患者取膀胱截石位	5		
		外阴消毒	10		
		铺无菌洞巾	5		
	选取取材点	干棉球清洁患者宫颈内分泌物	5		
		局部消毒	5		
	取材	协助医生在宫颈外口鳞-柱交界处或特殊病变处取材	10		
	压迫止血	协助医生以棉球或纱布卷局部压迫止血	5		
	标本固定	取出的组织分别放在标本瓶内	5		
		做好标记并及时送检	5		
终末处置(5分)		整理用物,整理床单位	5		
操作后评价(15分)		患者了解宫颈活检的目的,并能接受	3		
		患者感觉安全:未引起恐惧	3		
		患者了解宫颈活检后的注意事项	5		
		患者隐私得到良好的保护	4		
总分			100		

【选择题】

1. 下列哪一项属于宫颈活检的禁忌证 (　　)

A. 女性月经期　　B. 白带增多伴有腥臭味

C. 阴道不规则出血　　　　　　　　D. 绝经后阴道出血
E. 外阴部赘生物

2. 下列关于宫颈活检的注意事项描述，正确的是　　　　（　　）
A. 阴道填塞纱布 1 ~ 2 块压迫止血，24 h 后自取，适当休息，避免剧烈活动
B. 术后 2 周内禁止性生活、盆浴和游泳
C. 注意观察有无异常阴道出血情况
D. 以上均正确
E. 不规则阴道出血无须关注

3. 下列关于宫颈活检的护理要点，正确的是　　　　（　　）
A. 生殖器急性炎症在积极抗感染下行检查
B. 术后 24 h 后患者自行取出棉球
C. 月经期不宜检查，月经前期可行检查
D. 在碘着色区域钳取宫颈组织留检
E. 月经期间可行活检，为增加内膜在切口种植的机会

【选择题答案】

1. A　2. D　3. B

【评判性思考】

1. 如患者有生殖器急性炎症，做宫颈活检会对其产生什么影响？
2. 如何更好地保护患者的隐私，使其更好配合诊疗与护理？

（白睿敏）

项目六 宫内节育器放置术配合

【实验学时】

2 学时。

【实验类型】

技能型实验。

【学习目标】

1. 能说出宫内节育器(IUD)放置的适应证和禁忌证。熟练与患者交流,适时进行健康教育。

2. 能配合放置宫内节育器。

【实验目的】

凡生育期妇女无禁忌证,要求放置宫内节育器者。

【临床案例】

王××,女,32 岁,已婚。要求避孕来我院就诊,患者月经干净后第 3 天,平素月经规律,周期 28 ~ 30 d,经期 5 ~ 6 d,经量适中,无痛经史。5 年前足月自然分娩 1 女婴,1 年前足月自然分娩 1 男婴,曾有 1 次人工流产史。平时采用安全期避孕。既往体健,无生殖器官炎症,无铜过敏史。体格检查:T 36.5°C,BP 115/71 mmHg,P 76 次/min,R 19 次/min。遵医嘱行宫内节育器放置术。

【实验准备】

1. 护士准备:着装整洁,洗手,戴口罩。

2. 用物准备:阴道窥器 1 个,宫颈钳 1 把,子宫探针 1 个,卵圆钳 2 把,放环器 1 个,剪刀 1 把,弯盘 1 个,洞巾 1 块,无菌手套 1 副,棉球若干,宫内节育器 1 个,0.5% 聚维酮碘液,手术知情同意书,手术记录单。

3. 患者准备:完善术前相关检查,包括尿 HCG 检查、白带常规检查等。向其解释 IUD 的避孕原理、放置的方法及注意事项。

【操作步骤】

（一）操作前核对、评估、与患者沟通

1. 核对患者姓名、年龄、门诊号、门诊病历等信息。

2. 详细询问停经时间、生育史、过敏史和既往病史，核对患者术前相关检查。

3. 协助医师严格核对手术适应证和禁忌证，签署手术知情同意书。

（参考解释语）

您好，能告诉我您的姓名吗？（6床，王××）王女士，您好，您今天是来放置宫内节育器避孕的吗？（是的）宫内节育器放置术是一个小手术，请您不要紧张，请配合我们。手术前需要排空膀胱，请您先去排尿，然后到手术室。（好的）

（二）操作过程

1. 协助患者排空膀胱后取膀胱截石位。

2. 检查无菌手术包的名称、有效期、包装是否完好，打开无菌手术包。

3. 手术者常规消毒外阴和阴道，铺无菌巾。行双合诊检查子宫位置、大小及附件情况，用阴道窥器扩张阴道、暴露宫颈并消毒。协助医生选择合适的节育器。

4. 用宫颈钳夹持子宫前唇，用子宫探针按子宫屈向探测宫腔深度。

5. 用放环器将节育器推送入宫腔底部，若放置带有尾丝的节育器，应在距宫颈外口 2 cm 处将尾丝剪断。

6. 术中密切观察患者生命体征，指导其减轻不适的技巧，如深呼吸、转移注意力等。

7. 观察患者无不适后，去除宫颈钳和阴道窥器。

8. 及时填写手术记录单，向患者讲解术后注意事项。

9. 整理用物，分类处置。

【操作流程图】

宫内节育器放置术配合见图6-6。

洗手，戴口罩，准备用物，核对患者，解释目的

↓

协助患者排空膀胱后取截石位

↓

检查无菌手术包后打开

↓

协助医生选择合适的节育器

↓

用宫颈钳夹持子宫前唇，用子宫探针按子宫屈向探测宫腔深度

↓

协助术者用放环器将节育器推送入宫腔底部
↓
术中密切观察患者的生命体征,指导其减轻不适的技巧,如深呼吸、转移注意力等
↓
观察患者无不适后,去除宫颈钳和阴道窥器
↓
填写手术记录单、讲解术后注意事项

图6-6　宫内节育器放置术配合

【注意事项】

1. 放置时间:①月经干净后3~7 d内,无性交。②产后42 d,子宫恢复正常大小,恶露已净,会阴切口愈合。③剖宫产术后半年,哺乳期排除早孕。④人工流产术后,宫腔深度<10 cm者。⑤自然流产于转经后放置,药物流产2次月经正常后放置。⑥紧急避孕应在性交后5 d内。

2. 嘱咐患者术后1周内忌重体力劳动,2周内忌性生活和盆浴,3个月内在月经期或大小便时,注意节育器是否脱落。

3. 术后第一年1个月、3个月、6个月、12个月进行随访,以后每年随访1次直至停用特殊情况随时就诊。

4. 随访时了解节育环在子宫腔内的情况,发现问题,及时处理,以保证节育环避孕的有效性。

5. 术后可能有少量阴道出血,如出现阴道出血多、明显腹痛、发热等情况及时到医院检查治疗。

6. 禁忌证:①妊娠或可疑妊娠;②生殖器官炎症;③生殖器官肿瘤;④月经频发,月经过多或不规则阴道出血;⑤宫颈过松、重度裂伤、重度狭窄或重度子宫脱垂;⑥生殖器官畸形;⑦ 宫腔<5.5 cm或>9.0 cm;⑧较严重的全身急、慢性疾病;⑨各种性病未治愈;⑩盆腔结核;⑪人工流产术后子宫收缩不良,疑有妊娠组织残留或感染。

【操作评分标准】

宫内节育器放置术配合操作评分标准见表6-6。

表6-6　宫内节育器放置术配合操作评分标准

项目	操作要求	分值	考试评分	备注
操作前准备(10分)	护士准备:着装整洁、洗手、戴口罩	5		
	用物准备:用物齐全、放置合理	5		

续表6-6

项目		操作要求	分值	考试评分	备注
评估（10分）		患者的年龄、病情、过敏史和生命体征	4		
		患者的心理状态及合作程度	2		
		严格核对手术适应证和禁忌证	4		
操作要点（60分）	手术前	正确核对患者,向患者解释目的、注意事项	4		
		查看患者术前签署的知情同意书	5		
		协助患者排空膀胱后取膀胱截石位	5		
		打开无菌手术包	4		
	手术中	协助术者消毒外阴和阴道,铺无菌巾	3		
		协助术者探测宫腔深度	5		
		协助术者选择合适的节育器	5		
		协助术者用放环器将节育器送入宫腔底部,有尾丝者距宫颈外口 2 cm 处剪断	5		
		密切观察患者的生命体征,指导其减轻不适的技巧,如深呼吸、转移注意力等	10		
		观察无出血后,取出宫颈钳和阴道窥器	3		
		正确填写手术记录单	3		
	手术后	遵医嘱给予术后用药指导	4		
	健康指导	告知患者术后注意事项	4		
操作后终末处置（10分）		整理用物,分类处置	5		
		手术间终末处置	5		
操作后评价（10分）		患者正确理解并配合,操作顺利完成	2		
		环境符合要求,保护隐私	2		
		患者知晓宫内节育器放置的并发症	3		
		护士能做到术中及时配合医生	3		
总分			100		

【选择题】

1. 宫内节育器放置术放置时间常规为 （　　）

A. 月经前 3 ~ 5 d　　B. 月经前 5 ~ 7 d

C. 月经干净后 3 ~ 7 d　　D. 月经干净后 8 ~ 14 d

E. 月经期

2. 关于宫内节育器放置术的禁忌证,下列哪项不正确 (　　)

A. 妊娠或可疑妊娠　　B. 生殖道急性炎症

C. 多发性子宫肌瘤　　D. 剖宫产术后半年

E. 有各种较严重的全身急慢性疾病者

3. 患者女性,38 岁,育有一对双胞胎男孩,现要求放置宫内节育器,放置术后的健康指导不正确的是 (　　)

A. 术后出现腹痛发热、出血大于月经量,持续时间超过 14 d 应随时就诊

B. 术后休息 3 d

C. 3 个月内月经或大便时注意有无节育器脱落

D. 2 周禁止性生活

E. 术后 1 个月、3 个月、6 个月、1 年各复查 1 次,以后每年复查 1 次

【选择题答案】

1. C　2. D　3. A

【评判性思考】

1. 宫内节育器放置术的并发症有哪些?如何防治?
2. 如何做好宣教,让患者能做到定期随访?

（白睿敏）

项目七　人工流产-负压吸引术配合

【实验学时】

2 学时。

【实验类型】

技能型实验。

【学习目标】

1. 能阐述人工流产手术的适应证、禁忌证及并发症
2. 能协助进行人工流产手术。
3. 能指导注意事项,帮助受术者选择科学的避孕方法。

【实验目的】

终止非意愿妊娠和因各种疾病不宜继续妊娠。

【临床案例】

丁××,女,30 岁,已婚。因“停经 53 d”来我院就诊,尿妊娠试验阳性,B 超检查提示宫内早孕。平素月经规律,周期 28 ~30 d,经期 5 ~6 d,经量适中,无痛经史。2 年前足月自然分娩一女婴,曾有 1 次人工流产史。既往体健,无生殖器官炎症,无血栓性疾病。平时采用安全期避孕,此次属于意外妊娠,要求行人工流产术。体格检查:T 36. 5°C,BP 115/71 mmHg,P 76 次/min,R 19 次/min。遵医嘱行人工流产。

【实验准备】

1. 护士准备:着装整洁,洗手,戴口罩。

2. 用物准备:人流负压电吸引器、无菌人流包 1 个(阴道窥器 1 个、宫颈钳 1 把、镊子 2 把、卵圆钳 1 把、子宫腔探针 1 根、宫腔刮匙 1 把、宫颈扩张器 5 ~8 号半各 1 根、6 ~8 号吸管各 1 根、橡胶吸管 1 根、小药杯 1 个、弯盘 1 个、纱布 4 块、洞巾 1 块、治疗巾 2 块)、无菌手套 1 副、无菌棉球若干、0.5% 聚维酮碘液、手术知情同意书、手术记录单。

3. 患者准备:完善术前相关检查,包括尿 HCG 检查、B 超、血常规、出凝血时间、传染病四项、心电图以及白带常规检查等,排除人工流产手术禁忌证。全麻术前禁食 6 h,禁水 4 h。

【操作步骤】

(一)操作前核对、评估、与患者沟通

1. 核对患者的姓名、年龄、门诊号、门诊病历等信息。

2. 详细询问停经时间、生育史和既往病史，核对患者术前相关检查。

3. 协助医师严格核对手术适应证和禁忌证，签署手术知情同意书。

4. 告知患者手术过程及可能出现的情况，解除其思想顾虑，缓解紧张情绪。

(参考解释语)

您好，能告诉我您的姓名吗？（丁××）（护士：查看患者门诊病历医嘱，术前检查单以及术前知情同意书是否签字）丁女士，您好，人工流产对女性的生殖健康有一定的影响，手术风险刚才医生已告知您，您确定要做这个手术吗？（是的）好的，请您排尿后到手术室。（好的）

(二)操作过程

1. 协助患者排空膀胱后取膀胱截石位。必要时行静脉全身麻醉，即无痛人流手术。

2. 接通电源，打开负压吸引器开关，检查机器性能。

3. 检查无菌手术包的名称、有效期、包装是否完好。打开无菌手术包。

4. 手术者常规消毒外阴和阴道，铺无菌巾。行双合诊复查子宫位置、大小及附件情况，用阴道窥器扩张阴道、暴露宫颈并消毒。

5. 用宫颈钳夹持子宫前唇或后唇，用子宫探针探测宫腔深度。用宫颈扩张器从小号到大号逐渐扩张宫颈管，一般从 5 号起扩张至比选用吸头大半号或 1 号。

6. 协助手术者将吸管末端与消毒橡皮管相连，并连接到负压吸引器橡皮管前端接头上，进行负压吸引试验，无误后将吸管送入子宫底部，遇到阻力后略向后退，根据孕周给予合适的负压，一般控制在 400～500 mmHg，按顺时针方向吸引宫腔 1～2 周。感觉宫腔缩小、宫壁粗糙、吸管头部移动受阻时，表示妊娠产物已吸净，应折叠吸管阻断负压后缓慢取出。用小号刮匙轻刮宫腔一周，特别注意宫底和两侧宫角处，检查宫腔是否已吸净。确认已吸净，取下宫颈钳，用棉球拭净宫颈及阴道血迹，观察无异常后取出阴道窥器，结束手术。术中严密观察患者的面色、神志、生命体征等，若有异常，及时通知手术者，必要时暂停手术，配合手术者进行处理。未行全身麻醉者，指导其减轻不适的技巧，如深呼吸、转移注意力等。

7. 术毕，将吸出物过滤，测量血液和组织容量，检查有无绒毛及胚胎组织，大小是否与孕周相符，发现异常者送病理检查。

8. 及时填写手术记录单。

9. 待患者清醒后移至观察室卧床休息 1 h，注意观察腹痛及阴道流血情况。

10. 讲解术后注意事项，遵医嘱给予药物治疗和用药指导。

11. 整理用物，分类处置。

【操作流程图】

人工流产–负压吸引术配合见图 6–7。

洗手，戴口罩，准备用物，核对患者，解释目的

↓

协助患者排空膀胱后取膀胱截石位

↓

插好电源，仪器处于备用状态，检查无菌手术包后打开

↓

协助术者探测宫腔及扩张颈管

↓

协助术者连接负压吸引器

↓

术中严密观察患者面色、神志、生命体征等

↓

协助术者检查吸出物并测量血量和组织容量

↓

术毕待患者清醒后将其移至观察室休息

↓

填写手术记录单、讲解术后注意事项，给予术后用药指导

图 6–7　人工流产–负压吸引术配合

【注意事项】

1. 术前协助医生严格核对手术适应证和禁忌证，做好相关检查。

2. 术后 2 周内，适当卧床休息，不做重体力劳动。

3. 保持外阴部清洁卫生，勤换卫生巾。

4. 1 个月内禁止性生活、盆浴，以防感染。如果有发热、腹痛或分泌物有异常气味，应及时就诊。

5. 一般阴道出血 3 ~ 5 d，最多不超过 10 ~ 15 d。如出血量超过月经血量，持续时间过长，应及时就诊。

6. 只要恢复性生活，就要采取避孕措施，避免再次怀孕。

7. 禁忌证：① 生殖器官急性炎症；②各种急性传染病或慢性传染病急性发作期；③严重的全身性疾病或全身状况不良而不能耐受手术者；④术前相隔 4 h 两次体温均在 37.5 ℃ 以上者。

【操作评分标准】

人工流产-负压吸引术配合操作评分标准见表6-7。

表6-7 人工流产-负压吸引术配合操作评分标准

项目		操作要求	分值	考试评分	备注
操作前准备（10分）		护士准备：着装整洁、洗手、戴口罩	5		
		用物准备：用物齐全、放置合理	5		
评估（15分）		患者的年龄、病情、生命体征	3		
		患者的心理状态及合作程度	2		
		严格核对手术适应证和禁忌证	5		
		检查负压吸引器的性能完好	5		
操作要点（55分）	手术前	正确核对患者，向患者解释目的、注意事项	4		
		查看患者术前签署知情同意书和术前相关检查	3		
		协助患者排空膀胱后取膀胱截石位	5		
		连接电源，打开开关，检查人流负压吸引器是否正常，打开无菌手术包	4		
	手术中	协助术者消毒外阴和阴道，铺无菌巾	3		
		协助术者探测宫腔及扩张颈管	4		
		协助术者连接负压吸引器进行手术	2		
		密切观察患者的面色、神志、生命体征	5		
		协助术者检查吸出物并测量血量和组织容量	4		
		正确填写手术记录单	3		
	手术后	待患者清醒后将患者移至观察室休息1 h，注意观察有无腹痛及阴道流血情况	5		
		遵医嘱给予术后用药指导	4		
		告知患者术后注意事项	4		
		对患者及家属宣传避孕相关知识，帮助其及时落实科学的避孕方法，避免重复流产	5		
操作后终末处置（10分）		整理用物，分类处置	5		
		手术间终末处置	5		

续表 6-7

项目	操作要求	分值	考试评分	备注
操作后评价（10 分）	患者正确理解并配合，手术顺利完成	2		
	环境符合要求，保护隐私	2		
	患者知晓人工流产的并发症及危害	2		
	患者能正确说出适合自己的科学避孕方法	2		
	护士能做到术中及时配合医生	2		
总分		100		

【选择题】

1. 下列属于人工流产适应证的是　（　　）
   A. 生殖器官急性炎症　B. 胚胎停育
   C. 严重的全身性疾病　D. 处于急性传染病期
   E. 术前连续 2 次体温在 37.5 ℃以上
2. 妊娠 56 d 时终止妊娠，最常用的方法是　（　　）
   A. 药物流产　B. 钳刮术
   C. 静脉滴注缩宫素　D. 负压吸宫术
   E. 水囊引产
3. 关于子宫穿孔处理，不正确的是　（　　）
   A. 尽快排出宫腔内胚胎组织，给予缩宫素及抗生素
   B. 若患者情况稳定，胚胎组织尚未排出可在 B 超或腹腔镜监护下清宫
   C. 若尚未进行吸宫操作，可待 1 周后再清宫
   D. 若内出血较多或发现脏器损伤应立即剖腹探查
   E. 穿孔修补后应避孕 1 ~2 年

【选择题答案】

1. B　2. D　3. A

【评判性思考】

1. 人工流产的并发症有哪些？要如何防治？
2. 如何协助育龄女性选择避孕措施？

（白睿敏）

项目八　经腹羊膜腔穿刺术配合

【实验学时】

2 学时。

【实验类型】

技能型实验。

【学习目标】

1. 能熟练地配合医生进行经腹壁羊膜腔穿刺术。
2. 能熟练地与受术者交流,适时进行健康教育。

【实验目的】

1. 掌握经腹羊膜腔穿刺术的适应证和禁忌证。
2. 掌握经腹羊膜腔穿刺术的配合要点。

【临床案例】

李××,33 岁,G_2P_1,停经 17^{+2} 周,3 年前足月顺产 1 男婴,患有唐氏综合征。现遵医嘱给予经腹羊膜腔穿刺术抽取羊水化验,协助诊断。

【实验准备】

1. 护士准备:着装整洁,洗手,戴口罩。
2. 用物准备:无菌腰椎穿刺针 1 个,弯盘 1 个,长镊子 2 把,洞巾 1 块,棉球若干,纱布 4 块,20 mL 注射器 1 支,标本瓶 1 个,0.5% 聚维酮碘溶液,2% 利多卡因注射液 1 支,无菌手套 1 副,胶布。
3. 受术者准备:给患者解释操作的过程、目的及注意事项,嘱患者排空膀胱。

【操作步骤】

(一)操作前核对、评估、与患者沟通

1. 核对受术者的年龄、姓名等信息。
2. 评估受术者的生命体征、手术史、生育史、本次妊娠史、不良用药史。
3. 评估受术者的心理状况,缓解紧张恐惧心理。

（参考解释语）

您好，能告诉我您的姓名吗？（李××）李女士，一会儿将为您进行经腹羊膜腔穿刺术，抽取少量羊水化验，手术是在B超引导下进行，请您不要紧张，如果有不舒服请您告诉我。（好的）

（二）操作过程

1. 核对受术者的姓名，并向其说明经腹羊膜腔穿刺术的方法，以取得受术者的理解和配合。

2. 协助受术者排空膀胱后取仰卧位，B超下行胎盘及羊水暗区定位并做出标记。穿刺时尽量避开胎盘，选在羊水量相对较多的暗区进行。

3. 常规消毒腹部皮肤，铺无菌洞巾。穿刺点局部浸润麻醉后用腰椎穿刺针向羊水量相对较多的暗区垂直刺入腹壁，拔出穿刺针芯，有羊水溢出，根据穿刺目的抽取所需羊水送检或注入药物。

4. 术中严格执行无菌操作规程，密切观察患者生命体征变化及有无呼吸困难、发绀等异常情况，警惕发生羊水栓塞的可能，注意观察有无压痛、反跳痛、阴道流血、流水等症状，以防流产的发生。

5. 协助受术者到观察室，做好穿刺后记录，注意观察有无穿刺部位液体渗出、阴道流血及胎心率和胎动变化等，若有异常，立即通知医师处理。

6. 整理用物，检查结束后清洗和消毒器械，洗手，记录。

（常用解释语）

李女士，您回家之后要适当休息，并注意个人卫生，及时复诊。有什么问题您可以再联系我们。

【操作流程图】

经腹羊膜腔穿刺术配合见图6-8。

洗手，戴口罩，准备用物，核对受术者，解释目的

↓

受术者排空膀胱，取仰卧位，常规消毒皮肤，铺无菌洞巾

↓

局麻后抽取羊水或注入药物，术中观察

↓

穿刺后记录，协助受术者到观察室

↓

整理用物，洗手，记录

图6-8　经腹羊膜腔穿刺术配合

【注意事项】

1. 穿刺前应了解胎儿情况、胎盘位置、羊水深度，B 超再次定位，尽量避开胎盘。

2. 密切观察穿刺点敷料有无渗血渗液，及时更换穿刺点敷料，指导孕妇不要立即洗澡，预防感染，密切观察阴道流血及胎心率和胎动变化，若有异常，立即报告医生处理。

3. 注意掌握正确的穿刺角度，避免穿刺过深损伤子宫和胎儿。进针不可过深过猛，尽可能一次成功，避免多次操作，最多不得超过 2 次。

4. 根据穿刺目的选择合适的孕周，产前诊断宜在妊娠 16～22 周进行；胎儿异常引产者宜在妊娠 16～26 周进行。

5. 严格遵守无菌操作原则。

6. 适应证：适于产前诊断和治疗。

(1)染色体、基因遗传病及先天性代谢异常的产前诊断。

(2)孕早期应用可能致畸药物或接触大量发射线以及怀疑胎儿有异常的高危孕妇。

(3)羊水生化测定，了解宫内胎儿成熟度、胎儿血型及胎儿神经管缺陷。

(4)胎儿异常或死胎需行依沙吖啶引产者。

(5)胎儿无畸形，若羊水过多，需要抽出适量羊水者；若羊水过少，需羊膜腔内注入适量生理盐水者。

(6)胎儿未成熟但是必须短时间内终止妊娠，需要羊膜腔内注射促进胎儿肺成熟药物者。

(7)母儿血型不合，需给胎儿输血者。

(8)胎儿无畸形而生长受限，需要向羊膜腔内注入氨基酸等药物者。

7. 禁忌证

(1)孕妇有流产先兆者。

(2)各种疾病的急性阶段或心、肝、肾功能严重异常者。

(3)术前 24 h 内 2 次体温>37.5 ℃。

【操作评分标准】

经腹羊膜腔穿刺术操作评分标准见表 6-8。

表 6-8　经腹壁羊膜腔穿刺术操作评分标准

项目	操作要求	分值	考试评分	备注
操作前准备（15 分）	护士准备：着装整洁、洗手、戴口罩	5		
	用物准备：用物齐全、放置合理	5		
	受术者准备：给患者解释操作的过程、目的及注意事项，排空膀胱	5		

续表 6-8

项目		操作要求	分值	考试评分	备注
评估（15 分）		核对受术者的年龄、姓名等信息	5		
		受术者的手术史、生育史、本次妊娠史、不良用药史	5		
		评估受术者的心理状况，缓解紧张恐惧心理	5		
操作要点（45 分）	准备	正确核对受术者，给受术者解释目的、注意事项	5		
		受术者排空膀胱，取仰卧位	5		
	腹羊膜腔穿刺术	常规消毒外阴和阴道，铺无菌洞巾	5		
		经腹壁羊膜腔穿刺	20		
		术中观察	10		
操作后终末处置（10 分）		协助受术者到观察室，讲解术后注意事项	5		
		整理用物	5		
操作后评价（15 分）		受术者能说出经腹羊膜腔穿刺术后的注意事项	5		
		受术者感觉安全：隐私得到保护	5		
		经腹羊膜腔穿刺术期间，受术者有任何异常能及时被发现和处理	5		
总分			100		

【选择题】

1. 用于产前诊断的羊膜腔穿刺术宜在妊娠哪个时期时行（　　）
   A. 12～14 周　　B. 14～16 周
   C. 16～22 周　　D. 18～20 周
   E. 20～24 周
2. 某女，27 岁，现妊娠 18 周，G_2P_1，既往分娩一有染色体异常儿，为确认本次妊娠的胎儿是否正常，建议做以下哪项检查（　　）
   A. 经皮脐静脉穿刺取胎血检测　　B. 胎儿镜检查
   C. 羊膜腔内胎儿造影　　D. 羊膜腔穿刺行羊水检查
   E. 胎儿心动图检查
3. 下列属于羊膜腔穿刺术禁忌证的是（多选题）（　　）
   A. 母儿血型不合
   B. 孕妇有流产先兆者
   C. 胎儿无畸形而生长受限
   D. 各种疾病的急性阶段或心、肝、肾功能严重异常者
   E. 术前 24 h 内 2 次体温>37.5 ℃

【选择题答案】

1. C　2. D　3. BDE

【评判性思考】

1. 当受术者出现胸闷、气促时应如何处理?
2. 如何做到通过更好交流让受术者放松情绪?

（渠利霞）

项目九 输卵管结扎术配合

【实验学时】

2 学时。

【实验类型】

技能型实验。

【学习目标】

1. 能说出输卵管结扎术的适应证、术后护理措施等。
2. 能够配合医生完成输卵管结扎术的操作。
3. 能熟练与患者交流,适时进行健康教育。

【实验目的】

结扎输卵管,阻断精子和卵子相遇,达到绝育目的。

【临床案例】

王××,女,35 岁。因要求绝育来院就诊,患者结婚 10 年,G_5P_2,现有 1 个 8 岁儿子和 1 个 3 岁女儿,子女身体健康。患者平素月经周期规律,婚后夫妻生活正常,因担心流产次数过多影响身体健康,要求进行绝育手术。现遵医嘱实施“经腹腔镜输卵管绝育术”,护士应该怎样配合?

【实验准备】

1. 护士准备:着装整洁,洗手,戴口罩。

2. 用物准备:腹腔镜、气腹针、CO_2 气体,单极或双极电凝钳,电凝剪、钳夹器及套管针,弹簧夹或硅胶环 2 个,有齿卵圆钳 2 把,组织镊 2 把,持针器 1 把,缝合线,圆针,角针,刀柄 1 把,刀片,线剪刀 1 把,棉球,棉签,纱布及 0.5% 聚维酮碘液等。

3. 患者准备:向患者解释此项技术的目的及注意事项,嘱患者排空膀胱后,协助进入手术室。

【操作步骤】

(一)操作前核对、评估、与患者沟通

1. 核对患者的床号、姓名、性别等信息。

2. 评估患者的病情、意识状态。

3. 评估患者对此项手术的了解程度，告知目的、方法及注意事项，取得配合。

（参考解释语）

您好，能告诉我您的床号和姓名吗？（1 床，王××）。王女士，为了给您进行绝育手术，遵医嘱现在为您进行术前准备，这项手术目的是经腹腔镜进行输卵管绝育术，腹腔镜损伤相对小，手术会在麻醉下进行，王女士，您需要去卫生间吗？还要别的需要吗？（没有）好的，请您稍候，我去准备一下马上带您去手术室。

（二）操作过程

1. 协助麻醉医生为患者采用局部浸润麻醉、硬膜外麻醉或静脉全身麻醉。

2. 常规消毒腹部皮肤，于脐下缘行 1 ~ 1.5 cm 横弧形切口，将气腹针插入腹腔，充 CO_2 2 ~ 3 L，然后放置腹腔镜。

3. 在腹腔镜直视下用弹簧夹钳夹或硅胶环套于输卵管峡部，使输卵管通道中断。也可采用双极电凝烧灼输卵管峡部 1 ~ 2 cm，双极电凝比单极电凝造成的组织损伤范围明显小。

4. 术后护理：协助患者返回病房。严密观察患者有无发热、腹痛、内出血或脏器损伤等征象。术后静卧 6 h 后可下床活动。

（参考解释语）

王女士，您现在有什么不适吗？（没有）您已经完成经腹腔镜输卵管绝育术，手术很成功，您现在需要平卧休息，术后要清淡饮食避免生冷刺激性食物。常规服用抗生素 3 天预防感染。休息 2 天避免剧烈运动。半个月内禁止盆浴及性生活，如果有发热、腹痛或出血等不适请及时告知我们。（好的，谢谢）

【操作流程图】

输卵管结扎术配合见图 6-9。

洗手，戴口罩，准备用物，核对患者信息，评估患者，解释目的
↓
更换手术衣，协助患者入手术室
↓
协助麻醉，协助消毒皮肤，协助手术
↓
整理用物，术后指导

图 6-9　输卵管结扎术配合

【注意事项】

1. 经腹腔镜输卵管绝育术的适应证

（1）夫妻双方不愿再生育、自愿接受女性绝育手术且无禁忌证者。

（2）患有严重心脏病、肝脏病等全身性疾病不宜生育者。

(3)患遗传性疾病不宜生育者。

2. 经腹腔镜输卵管绝育术的禁忌证

(1)各种疾病急性期,腹部皮肤有感染灶或急、慢性盆腔感染。

(2)24 h 内 2 次测量体温≥37.5 ℃。

(3)全身状况不良不能胜任手术者,如产后失血性休克、心力衰竭、肝肾功能不全等。

(4)严重的神经官能症。

(5)患有腹腔粘连、心肺功能不全、膈疝等。

3. 术前注意评估患者的生命体征、疾病情况和心理配合度,告知手术的相关情况和术后可能出现的不适情况,让患者提前做好心理准备,并做好术前准备。

4. 术后应密切观察患者的生命体征变化,重视患者的主诉,有异常及时与医生沟通。

【操作评分标准】

输卵管结扎术配合操作评分标准见表 6-9。

表 6-9　输卵管结扎术配合操作评分标准

项目		操作要求	分值	考试评分	备注
操作前准备(10 分)		护士准备:着装整洁、洗手、戴口罩	5		
		用物准备:用物齐全、放置合理	5		
评估(20 分)		患者的年龄、病情、生命体征	5		
		患者的心理状态及合作程度	5		
		是否有经腹部输卵管绝育术的适应证	5		
		机器性能	5		
操作要点(40 分)	准备	正确核对患者,向患者解释目的、注意事项	5		
		嘱患者排空膀胱,协助入手术室	5		
		常规消毒皮肤	5		
	输卵管绝育术的配合	协助医生进行经腹腔镜输卵管绝育术的配合	25		
操作后终末处置(15 分)		手术结束后按要求整理手术物品	5		
		手术结束后协助患者返回病房	5		
		整理用物,整理床单位	5		
操作后评价(15 分)		患者能说出术后注意事项	5		
		患者感觉安全,未因手术疼痛引起恐惧	5		
		输卵管手术期间,患者的生命体征异常能及时被发现和处理	5		
总分			100		

【选择题】

1. 腹腔镜手术前用气腹针对腹腔充气，充气量为 (　　)

A. 1 ~2 L　　B. 2 ~3 L

C. 3 ~4 L　　D. 4 ~5 L

2. 常规消毒腹部皮肤的范围是脐下缘 (　　)

A. 1 ~1.5 cm　　B. 2 ~2.5 cm

C. 3 ~3.5 cm　　D. 4 ~4.5 cm

【选择题答案】

1. B　2. A

【评判性思考】

1. 患者输卵管绝育术后想再次妊娠，请给出合理建议。
2. 为什么要求患者术后静卧6 h后再下床活动？

（杨　晓）

项目十　输卵管通畅检查配合

【实验学时】

2 学时。

【实验类型】

技能型实验。

【学习目标】

1. 能说出输卵管通畅检查的目的、操作方法等。
2. 能正确完成输卵管通畅检查的配合。
3. 能熟练与患者交流，有效进行健康教育。

【实验目的】

1. 了解宫腔和输卵管腔的形态及输卵管的通畅程度。
2. 为评估患者病情及采取护理措施提供依据。

【临床案例】

丁××，女，26 岁。因“不孕 3 年”来院就诊。患者平素月经周期规律，婚后夫妻生活正常，未避孕，未孕。查体未见异常，基础体温双相型。丈夫精液检查未见明显异常。现遵医嘱实施“输卵管通畅检查”。

【实验准备】

1. 护士准备：着装整洁，洗手，戴口罩。

2. 用物准备：阴道窥器 1 个，通液器 1 个，弯盘 1 个，长弯钳 1 把，卵圆钳 1 把，宫颈钳 1 把，子宫探针 1 根，宫颈扩张器 1 套，纱布 6 块，治疗巾、孔巾各 1 张，棉签、棉球若干，20 mL 注射器 1 支。

3. 药品准备：0.9% 氯化钠注射液 20 mL、庆大霉素 8 U、地塞米松 5 mg，透明质酸酶 15 000 U；子宫输卵管造影术：需 40% 碘化钠造影剂 1 支或 76% 泛影葡胺 1 支等。

4. 患者准备：给患者解释此项检查的目的及注意事项，嘱患者排空膀胱后，协助取膀胱截石位。

【操作步骤】

（一）操作前核对、评估、与患者沟通

1. 核对患者的病历号、姓名等信息。

2. 评估患者的生命体征并询问病史，排除禁忌证。

3. 评估患者此次月经史，选择合适检查时间。

4. 评估患者心理，告知检查目的、方法及检查中可能出现的不适，消除患者紧张心理。

（参考解释语）

您好，能告诉我您的姓名吗？（丁××）。丁女士，为了进一步了解您的病情，遵医嘱现在为您行输卵管通畅检查术，这项手术可了解输卵管是否通畅及具体堵塞部位，有效率达98%。检查过程可能会有些不适需要您的配合。（好的）丁女士，术前请您先排尿，然后到手术室。（好的）

（二）操作过程

1. 嘱患者排空膀胱后，协助取膀胱截石位，行双合诊检查了解子宫大小及位置。

2. 常规消毒外阴及阴道，铺无菌巾，放置阴道窥器，充分暴露宫颈，再次消毒阴道宫颈。

3. 用宫颈钳钳夹宫颈前唇，协助医生置入Y形管，连接通液器，缓慢推注，压力不超过160 mmHg。同时观察推注时阻力，有无液体回流及患者有无下腹疼痛等情况。所推注液体温度宜加温至接近体温，以免引起输卵管痉挛。

（参考解释语）

丁女士，您现在有什么不适吗？（没有）有没有下腹部疼痛？（没有）我们现在正为您推注药物，检查很快就做完了，请您放松心情不用紧张，如果有什么不适请及时告知我们。（好的）

4. 若行子宫输卵管造影术应将造影剂注满通液器，排出空气，缓慢注入，在X射线透视下观察造影剂流经输卵管及宫腔情况并摄片，并观察腹腔内有无游离造影剂。应在注射后立即摄片，10～20 min后再次摄片。若在注入造影剂后子宫角圆钝而输卵管不显影，应考虑输卵管痉挛，可保持原位，肌内注射阿托品0.5 mg，20 min后再透视、摄片；或停止操作，下次摄片前先使用解痉挛药物。

5. 在注射造影剂过程中严密观察患者生命体征，警惕造影剂栓塞，若患者出现呛咳，需要立即停止注入，取出造影管，必要时按肺栓塞处理。

6. 检查过程中及时递送医生所需物品，检查结束后取出通液器及宫颈钳，再次消毒宫颈、阴道，取出阴道窥器。

7. 再次核对患者信息，告知注意事项。

（常用解释语）

丁女士，输卵管通畅检查已经做完，您现在有什么不舒服的吗？（没有）您现在需要平卧休息，术后要清淡饮食避免生冷刺激性食物。常规服用抗生素3 d预防感染。休息

2 d 避免剧烈运动。半个月内禁止盆浴及性生活，如有阴道出血，下腹部疼痛加重等异常情况则随时复诊。（好的，谢谢你）

【操作流程图】

输卵管通畅检查配合见图 6–10。

洗手，戴口罩，准备用物，核对患者，解释目的

↓

更换手术衣，协助患者膀胱截石位

↓

常规消毒外阴及阴道，铺无菌巾，放置阴道窥器，充分暴露宫颈
再次消毒阴道及宫颈

↓

协助医生置入 Y 形管，连接通液器，推注药液或造影剂

↓

协助医生在 X 射线透视下观察造影剂流经输卵管及宫腔情况并摄片

↓

在注射造影剂过程中严密观察患者生命体征，警惕造影剂栓塞

↓

检查过程中及时递送医生所需物品

↓

检查结束取出通液器及宫颈钳，再次消毒宫颈、阴道，取出阴道窥器

图 6–10　输卵管通畅检查配合

【注意事项】

1. 一般在月经干净后 3 ~7 d 进行输卵管通畅检查，术前 3 d 禁止性生活。
2. 对碘过敏患者禁行造影术。
3. 严格掌握指征及无菌操作，避免生殖系统逆行感染。
4. 造影剂温度达体温水平，可减少刺激及输卵管痉挛的发生。
5. 对生殖系统结核者，未经抗结核治疗或仍有症状者，暂不行造影。
6. 术前必须排空导管内液体及气体，以免造成假性充盈缺损而误诊。
7. 双腔管的气囊应在宫颈内口上方。
8. 金属导管不能插入过深，以防穿破子宫。
9. 再次做造影时，术前应先肌内注射阿托品 0.5 mg，预防输卵管痉挛。
10. 注射压力不可太大，速度不应太快。

11. 当出现造影剂外溢或患者频发呛咳时，应立即停止操作，拔出导管，置患者头低足高位，严密观察。

12. 造影后2周内勿同房、盆浴。输卵管伞部积水者容易发生感染，应预防性地使用抗生素。

13. 适应证

(1)原发性或继发性不孕，疑有输卵管阻塞者。

(2)输卵管造口术或粘连分离术后检查手术效果。

(3)输卵管结扎、堵塞等绝育术后检查手术效果。

(4)输卵管再通术后，检查效果，并可防止吻合口粘连。

(5)轻度输卵管阻塞的治疗。

14. 禁忌证

(1)生殖器官急性炎症或慢性炎症急性或亚急性发作者。

(2)月经期或有不规则阴道流血者。

(3)可疑妊娠者。

(4)体温>37.5 ℃者。

(5)碘过敏者不能做子宫输卵管造影术。

【操作评分标准】

输卵管通畅检查配合操作评分标准见表6-10。

表6-10　输卵管通畅检查配合操作评分标准

项目		操作要求	分值	考试评分	备注
操作前准备(10分)		护士准备:着装整洁、洗手、戴口罩	5		
		用物准备:用物齐全、放置合理	5		
评估(10分)		患者的年龄、病情、生命体征	3		
		患者的心理状态及合作程度	2		
		是否有输卵管通畅检查指征	3		
		机器性能	2		
操作要点(60分)	准备	正确核对患者，向患者解释目的、注意事项	4		
		嘱患者排空膀胱，协助患者取膀胱截石位	4		
		常规消毒，铺无菌巾，放置阴道窥器，暴露宫颈，再次消毒	4		
	输卵管通畅术	用宫颈钳钳夹宫颈前唇，协助医生置入Y形管，连接通液器，缓慢推注，压力不超过160 mmHg	6		
		同时观察推注时阻力，有无液体回流及患者有无下腹疼痛等情况	5		
		所推注液体温度宜接近体温	5		

续表 6-10

项目		操作要求	分值	考试评分	备注
操作要点（60分）	子宫输卵管造影术	缓慢注入造影剂	6		
		在X射线透视下观察造影剂流经输卵管及宫腔情况并摄片，并观察腹腔内有无游离造影剂	6		
		协助摄片	5		
		注入造影剂后观察是否显影	5		
		严密观察患者生命体征	5		
		观察患者有无呛咳	5		
操作后终末处置（10分）		检查结束后取出通液器及宫颈钳，再次消毒宫颈、阴道，取出阴道窥器	5		
		整理用物，整理床单位	5		
操作后评价（10分）		患者能说出输卵管通畅检查目的	2		
		患者感觉安全	3		
		患者的命体征异常能及时被发现和处理	5		
总分			100		

【选择题】

1. 再次做造影时，术前应先肌内注射的药物是　（　　）
   A. 盐酸利多卡因注射液　B. 盐酸山莨菪碱注射液
   C. 阿托品　D. 盐酸肾上腺素注射液
   E. 地塞米松磷酸钠注射液
2. 注射造影剂时，压力不超过多少　（　　）
   A. 160 mmHg　B. 140 mmHg
   C. 120 mmHg　D. 100 mmHg
   E. 180 mmHg

【选择题答案】

1. C　2. A

【评判性思考】

1. 患者输卵管造影术后X射线照射对之后怀孕有影响吗？
2. 输卵管造影剂注射后如何减少痉挛的发生？

（崔　鹤）

项目十一 阴道镜检查配合

【实验学时】

2 学时。

【实验类型】

技能型实验。

【学习目标】

1. 能陈述阴道镜检查术的目的、机器设备基础操作及检查维护方法等。
2. 能缓解患者紧张焦虑情绪。
3. 能配合医生完成阴道镜检查术中的操作。

【实验目的】

1. 观察外阴、阴道和宫颈上皮结构及血管形态,发现肉眼看不到的微小病变。
2. 指导可疑病变部位的活组织检查,帮助明确诊断。

【临床案例】

丁××,女,39 岁,G_5P_3。于 2 周前在我院行体检,体检报告示:"HPV:16(+);TCT:ASCUS",结果异常。患者为求进一步诊断与治疗遂来我院门诊就诊,术前检查结果显示无异常后,建议患者行"阴道镜检查术"进一步确诊。

【实验准备】

1. 护士准备:着装整洁,洗手,戴口罩。

2. 药品准备:生理盐水,5% 冰醋酸溶液,复方碘溶液,碘伏溶液,95% 乙醇等。

3. 用物准备:阴道镜、诊刮包 1 个(90 mm×90 mm 无纺布 2 张、长镊子 2 个、大药杯 1 个、洞巾 1 张、宫颈钳 1 个、刮匙 1 个、阴道窥器 1 个、纱布 4 块、上环器 1 个、探针 1 个、弯盘 1 个、袖头 2 个、指示卡 1 张、治疗巾 2 张、取环钩 1 个)宫颈活检钳 1 把、棉球及长杆棉签若干,标本袋 4 个等。

4. 患者准备:①检查前 24 h 内避免性交及阴道、宫腔操作,检查前 48 h 内禁阴道、宫颈用药。宜在月经干净后 3 ~7 d 内进行。②急性阴道、宫颈炎症患者治疗后再行检查。③嘱患者排空膀胱。

【操作步骤】

（一）操作前核对、评估、与患者沟通

1. 核对患者的身份信息。

2. 评估患者心理状况，鼓励患者，缓解紧张恐惧情绪。

3. 评估患者对阴道镜的了解程度，与患者沟通，告知检查目的、方法及注意事项，取得患者配合。

4. 评估患者并询问病史、月经史等，确定合适的检查时间。

（参考解释语）

您好，方便提供您的就诊卡和身份证吗？（好的）是丁×女士吧。丁女士，为了进一步了解您的病情，遵医嘱现在为您进行阴道镜检查术来进一步确诊病情，需要您术中的配合。（好的）术中取膀胱截石位，操作过程不要紧张，放松臀部肌肉，我们会最大程度地提高您的舒适度。请问您现在是月经干净第几天？（5 d）好的，丁女士。请问您 24 h 内有无进行性交及阴道、宫腔操作？（没有）好的，丁女士请问您术前 48 h 有无进行阴道、宫颈用药？（没有）好的，丁女士请问您需要去卫生间吗？还有别的需要吗？（没有）好的，请您稍候，我去准备一下马上过来。

（二）检查中配合

1. 检测系统：检查电视系统、镜头、光源是否处在正常工作状态。

2. 体位：患者排尿后协助患者取膀胱截石位。

3. 常规消毒：用碘伏消毒液消毒外阴及阴道后，用阴道窥器暴露宫颈，用干棉球轻轻擦去宫颈分泌物。

4. 操作配合：协助医生调整阴道镜和检查台至合适的高度，将镜头放置距外阴 10 cm 的位置，对准宫颈，打开光源，连接好监视器，调节焦距。必要时加用绿色滤光镜片使光线柔和，加用红色滤光镜片进行精密血管的观察，检查过程中及时递送医生所需物品。检查过程中观察患者生命体征。检查结束前清点敷料和器械，检查结束后清洁器械。

5. 病理标本：将所需活检的组织用 95% 乙醇溶液固定，填写病理单并核对患者信息，标记标本并及时送检。

6. 协助患者穿好衣物，送至恢复室，向患者讲解术后注意事项。

7. 协助医生整理用物，关闭电源，进行终末处置。

（参考解释语）

丁女士，您的检查已经操作完毕，现在扶您至患者休息室稍事休息，如果您有不适请及时按呼叫器叫我，我也会经常来看您的，谢谢您的配合。

【操作流程图】

阴道镜检查配合见图 6-11。

洗手，戴口罩，准备用物，核对患者信息，解释目的

↓

打开电视系统，登录程序，登记患者信息，打开阴道镜机器，检查机器性能（镜头、光源）

↓

协助患者取膀胱截石位，常规消毒

↓

打开光源调整阴道镜和检查台至合适的高度，调节镜头焦距

↓

安抚患者紧张情绪，配合医生进行阴道镜检查操作，观察患者操作中生命体征

↓

准备病理标本袋（瓶），按要求及时送检

↓

操作完毕后，协助患者至术后恢复室

↓

向患者讲解术后注意事项

↓

关闭电源，进行终末处置

图 6-11　阴道镜检查配合

【注意事项】

1. 检查前护理注意事项

（1）阴道镜检查前应排除滴虫、淋病奈瑟菌等感染，急性阴道、宫颈炎患者均应先治疗。检查前 24 h 内避免性交及阴道、宫腔操作和治疗。

（2）向受检者提供预防保健知识，介绍阴道镜检查的过程及可能出现的不适，减轻其心理压力。

（3）阴道窥器不能涂润滑剂，以免影响检查结果。配合医生调整光源，及时递送所需物品。

（4）将活检组织及时固定、标记并送检。

2. 检查后护理注意事项

（1）观察患者生命体征及阴道出血情况，若有异常及时通知医生。

（2）活检后阴道有纱布填塞者，指导患者 24 h 后自行取出。

（3）注意观察出血量，有情况随时复诊。

（4）指导患者术后注意卫生，少行剧烈活动，少蹲，少站，2 周内禁止性生活、盆浴、游泳等，保持外阴清洁干燥，预防感染。

（5）1 个月后复查，评估效果。

3. 检查适应证

（1）宫颈细胞学检查巴氏Ⅱ级以上，或 TBS 提示上皮细胞提示异常或 HPVDNA 检测

16 或 18 型阳性者。

(2)有接触性出血,肉眼观察宫颈无明显异常病变者。

(3)妇科检查怀疑宫颈病变者。

(4)宫颈锥切术前确定切除范围。

(5)对可疑外阴、阴道、宫颈病变处进行指导性活检。

(6)对外阴、阴道和宫颈病变的诊断、治疗和效果进行评估。

4. 相对禁忌证

(1)急性阴道、宫颈、盆腔炎症未经治疗。

(2)大量阴道出血。

【操作评分标准】

阴道镜检查配合操作评分标准见表 6-11。

表 6-11　阴道镜检查配合操作评分标准

项目		操作要求	分值	考试评分	备注
检查前准备(20 分)		护士准备:着装整洁、洗手、戴口罩	2		
		用物准备:用物齐全、放置合理	3		
		核对患者信息,宣讲操作前注意事项,解释操作目的	5		
		打开电视系统,登录程序,登记患者信息	5		
		打开阴道镜机器,检查机器性能(镜头、光源)	5		
检查术中配合点(60 分)	检查术中配合	正确核对患者,向患者解释目的、注意事项	5		
		患者排尿后协助患者取膀胱截石位	5		
		遵循无菌原则打开无菌包,常规消毒	10		
		协助医生打开光源,调整阴道镜和检查台至合适的高度,调节焦距	10		
		检查过程中及时递送医生所需物品	2		
		检查过程中观察患者生命体征	3		
		检查结束前清点敷料和器械,检查结束后清洁器械	5		
	术后护理	将所需活检的组织用 95% 乙醇溶液固定并标记	5		
		填写病理单并核对患者信息	5		
		操作完毕后,协助患者至术后恢复室,安抚患者紧张情绪,交代患者检查术后注意事项	5		
		整理用物,洗手	2		
		标本及时送检	3		

续表 6-11

项目	操作要求	分值	考试评分	备注
操作后终末处置（10分）	整理用物，整理床单位	5		
	医疗垃圾正确执行终末处置	5		
操作后评价（10分）	患者紧张情绪逐渐缓解，心情放松	3		
	患者生命体征平稳	3		
	操作过程节奏有序，动作熟练，与医生配合度较高	4		
总分		100		

【选择题】

1. 阴道镜检查时，患者应取何种体位 （　　）

A. 膀胱截石位　　B. 半坐卧位

C. 膝胸位　　D. 平卧位

E. 屈膝仰卧位

2. 活检后阴道有纱布填塞者，指导患者几小时后自行取出 （　　）

A. 8　　B. 12

C. 24　　D. 36

E. 72

【选择题答案】

1. A　2. C

【评判性思考】

1. 阴道镜检查术前如何正确缓解患者紧张情绪？
2. 患者如何才能够更好地配合医生进行诊疗工作？
3. 阴道镜检查术中如何避免标本与名称不相符的错误？

（崔　鹤）

项目十二　宫腔镜检查配合

【实验学时】

2 学时。

【实验类型】

技能型实验。

【学习目标】

1. 能够配合医生完成宫腔镜检查操作。
2. 能陈述宫腔镜检查的适应证、禁忌证等。
3. 能熟练与患者交流,适时进行健康教育。

【实验目的】

1. 观察宫颈管、宫颈内口、子宫内膜及输卵管开口的生理与病理变化。
2. 对病变组织直观准确取材并送病理检查。
3. 宫腔镜下手术治疗相关疾病。

【临床案例】

钱××,女,30 岁。因"人流术后月经量减少 2 年余,加重 1 年余"入院,患者平素月经规律,LMP:2019.02.23,G_3P_0,2016 年 10 月份人工流产术后月经量较前减少,轻微腹痛,2017 年明显减少,完善相关检查后,拟行"宫腔镜检查"。

【实验准备】

1. 护士准备:着装整洁,洗手,戴口罩。
2. 用物准备:宫腔镜,人流包 1 个(窥阴器 1 个,宫颈钳 1 把,卵圆钳 1 把,3 ~6 号扩宫棒 1 套,长镊子 2 把,探针 1 把,弯盘 1 个,刮匙 1 个,大药杯 1 个,纱布 4 块,洞巾 1 张,袖头 2 个,90 mm×90 mm 无纺布 2 张),保护套 2 个,30°检查镜头,检查镜鞘,膨宫管。
3. 患者准备:术前检查,肠道准备同妇科腹部手术。
4. 药品准备:5% 葡萄糖溶液 3 000 mL,95% 乙醇,碘伏。

【操作步骤】

(一)操作前核对、评估、与患者沟通

1. 核对患者的床号、姓名等信息。

2. 评估患者的心理状况,鼓励患者,缓解紧张恐惧情绪,积极配合手术。

3. 全面评估患者的健康状况,包括既往史、现病史、生命体征、异常检查检验结果等。

4. 评估患者宫颈、肠道及皮肤准备情况。

5. 评估患者有无腹痛、排尿情况。

(参考解释语)

您好,能告诉我您的床号和姓名吗?(2床,钱××)钱女士,为了进一步了解您的病情,遵医嘱现在为您进行宫腔镜检查,这项手术主要通过宫腔镜头查看宫腔情况,请问您今天是月经干净第几天?(第3天)需要去卫生间吗?(刚去过)钱女士,还有别的需要吗?(没有)好的,请您稍候,我去准备一下马上过来。

(二)操作过程

1. 系统检测:检查电视系统、摄像、光源、膨宫机是否处于正常工作状态。

2. 电脑录入患者信息,调至采集图像界面。

3. 再次查对患者信息,协助患者取膀胱截石位。

(参考解释语)

钱女士,我看一下您的腕带。(好的)今天为您做的是宫腔镜检查,请您先平躺,将双腿搭至两侧腿架,膝盖外展,臀部下移,好的,现在先消毒外阴,不要紧张!(好的)

4. 打开无菌包,倒适量碘伏至治疗碗,打无菌棉球至无菌包内。行外阴消毒,铺无菌巾。

5. 协助医生穿手术衣,打开宫腔镜检查镜、镜鞘、膨宫管及无菌保护套至无菌操作台。

6. 协助医生套光学视管,光缆线保护套,协助医生连接膨宫管,待医生连接好各管路后打开膨宫机开关,排去膨宫管内空气,调节膨宫机压力。

7. 协助医生采集宫腔镜检查图像。

8. 术中观察患者生命体征变化,配合医生控制总灌注量,记录出入量。

(参考解释语)

钱女士,现在手术过程顺利,您配合得很好,您现在有什么不舒服吗?(没有)

9. 协助医生用95%乙醇固定术中取出的标本,查对患者姓名,标本名称,按要求填写病理单及时送检。

10. 协助患者穿好衣服,送至恢复室,向患者讲解术后注意事项。

11. 协助医生整理用物,关闭电源,进行终末处置。

(参考解释语)

钱女士,您的手术已经结束了,请您将双腿屈膝,双脚踩至腿架上,臀部上移,穿好内裤,您现在有什么不舒服吗?(没有)现在送您至恢复室休息好吗?(好的)您现在有没有感觉腹痛？（没有）阴道出血量多吗？（不多）您术后注意休息，保持外阴清洁干燥，2周内禁忌同房、盆浴。遵医嘱应用抗生素药物预防感染。

【操作流程图】

宫腔镜检查配合见图6-12。

洗手，戴口罩，准备用物，核对患者，解释目的

↓

插好电源，系统检测，电脑登记患者信息

↓

查对患者信息，协助患者取膀胱截石位

↓

协助医生碘伏消毒外阴、阴道后，铺治疗巾

↓

协助医生为光学视管、光缆线套无菌保护套

↓

协助医生连接膨宫管，打开膨宫机开关

↓

协助医生连接好镜头，调节镜头清晰度，调整宫腔压力等

↓

管理好术中取出的病理标本，按要求及时送检

↓

协助患者更衣，送至恢复室

↓

向患者讲解术后注意事项

↓

关闭电源，进行终末处置

图6-12　宫腔镜检查配合

【注意事项】

1. 宫腔镜检查配合的注意事项

(1)全面评估患者的健康状况，手术时机为月经干净3～7 d为宜，排除禁忌证。

(2)认真评估患者的宫颈情况、肠道及皮肤准备情况。

(3)认真检测系统性能，确保宫腔镜检查过程顺利无故障。

(4)保持足够的灌流液,防止空气栓塞。

(5)配合医生控制宫腔总灌流量,5%葡萄糖液体进入患者血液循环量不应超过1 L,否则易发生低钠水中毒。

2. 宫腔镜检查后的注意事项

(1)评估患者术后心理状况,做好心理护理。

(2)评估患者生命体征、阴道出血情况。

(3)评估患者有无与腹痛、过度水化综合征等相关的并发症。

(4)保持会阴部清洁干燥,2周内禁忌同房、盆浴、游泳。

(5)术后应用抗生素预防感染。

3. 适应证

(1)子宫内膜息肉。

(2)子宫黏膜下肌瘤及部分影响宫腔形态的肌壁间肌瘤。

(3)宫腔粘连。

(4)纵隔子宫

(5)子宫内膜切除。

(6)宫腔内异物取出,如嵌顿节育器及流产残留物等。

(7)宫腔镜引导下输卵管插管通液、注药及绝育术。

4. 禁忌证

(1)绝对禁忌证:①急、亚急性生殖道感染。②心、肝、肾衰竭急性期及其他不能耐受手术者。

(2)相对禁忌证:①体温>37.5 ℃。②子宫颈瘢痕,不能充分扩张者。③近期(3个月内)有子宫穿孔史或子宫手术史者。④浸润性子宫颈癌、生殖道结核未经系统抗结核治疗者。

5. 宫腔镜器械及设备的维护

(1)器械的维护:①光学视管需单独放置,避免受压;②光学系统用脱脂棉蘸上75%乙醇与乙醚混合液轻拭,忌用硬质布料擦拭,防止划痕损伤镜片;③所有宫腔镜器械每月进行1次除锈、润滑保养;④各轴节部位用注射器滴入液状石蜡,注意打开关节、通道、弹簧、活塞、螺帽等部位。

(2)宫腔镜设备的维护:①高频电流发生器定期检测;②更换氙气灯泡前冷却15 min以上避免烫伤;③冷光源使用后,亮度调到最小再关机,用湿软布擦干净机身,下次开机使用时亮度调节从小到大逐渐增大,以免损坏灯泡,关机后应待灯泡完全冷却后使用,两次开机要间隔15 min以上。④主机放置在宽敞通风、阴凉处。

【操作评分标准】

宫腔镜检查配合操作评分标准见表6-12。

表 6-12　宫腔镜检查配合操作评分标准

项目		操作要求	分值	考试评分	备注
操作前准备（10 分）		护士准备:着装整洁、洗手、戴口罩	5		
		用物准备:用物齐全、放置合理	5		
评估（10 分）		患者的健康状况,包括既往史、现病史、生命体征、异常检查检验结果,患者的年龄、病情、生命体征、皮肤情况	3		
		患者的心理状态及合作程度	2		
		是否有宫腔镜检查的适应证	3		
		宫腔镜仪器性能完好	2		
操作要点（60 分）	准备	正确核对患者,向患者解释目的、注意事项	2		
		协助患者取膀胱截石位	2		
		根据需要进行皮肤准备	4		
		连接电源,打开开关,检查宫腔镜系统是否正常运行	2		
	术中配合	打开无菌包,倒适量碘伏至治疗碗,打无菌棉球至无菌包内	3		
		行外阴消毒,铺无菌巾	3		
		协助医生穿手术衣	3		
		打开腔镜检查镜,镜鞘,膨宫管,无菌保护套至无菌操作台	5		
		协助医生套光学视管、光缆线保护套	5		
		协助医生连接膨宫管	5		
		待医生连接好各管路后打开膨宫机开关,排去膨宫管内空气,调节膨宫机压力	5		
		协助医生采集宫腔镜检查图像	5		
		术中关心患者,注意观察患者生命体征	5		
		术中灌流液量充足,膨宫管内无气泡或空气	5		
		能正确说出膨宫机常用压力范围	3		
		协助医生采集宫腔镜检查图像	3		
操作后终末处置（8 分）		整理用物,整理床单位	3		
		光学视管、光缆线放置位置正确	5		

续表 6-12

项目	操作要求	分值	考试评分	备注
操作后评价（12 分）	患者能陈述宫腔镜检查的目的,并能接受	3		
	患者感觉安全:未因手术操作而心生恐惧	3		
	宫腔镜检查期间,各系统运行良好,配合良好	3		
	病理标本固定正确,填写标本名称正确	3		
总分		100		

【选择题】

1. 下列选项不属于宫腔镜检查并发症的是（　　）

A. 出血　B. 子宫穿孔

C. 过度水化综合征　D. 子宫脱垂

E. 感染

2. 5% 葡萄糖注射液体进入患者血液循环量不应超过多少（　　）

A. 1 L　B. 2 L

C. 2.5 L　D. 1.5 L

E. 3.0 L

【选择题答案】

1. D　2. A

【评判性思考】

1. 宫腔镜检查术中易出现哪些并发症?
2. 宫腔镜检查过程中如何更好地配合医生诊疗工作?
3. 如何更好交流,让患者放松情绪,更好地配合诊疗与护理?

（崔　鹤）

项目十三　腹腔镜检查配合

【实验学时】

2 学时。

【实验类型】

技能型实验。

【学习目标】

1. 能熟练掌握手术流程的配合。
2. 能陈述腹腔镜设备的保养。
3. 能掌握腹腔镜设备的注意事项及应急措施。

【实验目的】

观察盆、腹腔内脏器的形态，有无病变，协助疾病诊断，手术治疗相关疾病。

【临床案例】

赵××，女，51 岁，1 周前无明显诱因出现右下腹疼痛，呈间断性隐痛，伴轻微腹胀，彩超显示盆腔包块，大小约 121 mm×82 mm。完善相关检查后行“腹腔镜下卵巢囊肿剔除术”。

【实验准备】

1. 护士准备：按要求着装、洗手、戴医用外科口罩。
2. 用物准备：腹腔镜设备 1 套、腹腔镜器械、光学试管、体位架、吸引器管、输血器、腔镜套、无菌手套、11#刀片、白纱、显影纱、敷贴、一次性穿刺器、止血材料。
3. 患者准备：术前检查，肠道准备同妇科腹部手术。

【操作步骤】

（一）操作前核对、评估、与患者沟通

1. 严格核对患者身份信息。
2. 评估患者的心理状况，缓解其紧张恐惧情绪，积极配合手术。
3. 全面评估患者的健康状况，包括既往史、现病史、生命体征、异常检查检验结果等。

核对患者禁食禁饮时间,药敏试验结果,是否佩戴眼镜、义齿等物品。如带有影像学资料,核对其影像片具体数量。

4. 评估患者的肠道及皮肤准备情况。

5. 评估手术室环境及仪器设备准备情况。

(参考解释语)

您好,能告诉我您的床号和姓名吗?(1床,赵××),赵阿姨,您的诊断已经清楚了,现在遵医嘱为您进行腹腔镜下卵巢囊肿剥除术,这项手术主要通过光学试管查看腹腔情况,手术过程是全麻,不会有疼痛感。有什么事情给我说,不要紧张好吗?(好的)需要去卫生间吗?(刚去过)昨晚12点到现在吃饭喝水了吗?(没有)阿姨,还有别的需要吗?(没有)好的,我接您去手术室。

(二)操作过程

1. 系统检测:检查腹腔镜设备、冷光源系统、摄像系统、气腹机是否处于正常工作状态。

2. 协助患者取膀胱截石位,麻醉完成后暴露手术区域,器械护士协助手术医生消毒铺巾。

(参考解释语)

赵阿姨,我看一下您的腕带。(好的)今天为您做的手术名称是腹腔镜卵巢囊肿剥除术,请您先平躺,将双腿搭至两侧腿架,膝盖外展,臀部下移,我们会先为您消毒一下外阴,有点凉,不要紧张!(好的)

3. 巡回护士协助手术医生连接腹腔镜设备、吸引器管、冲水管路及单双极线路。

4. 打开冷光源、气腹机开关。

5. 术毕协助医生用0.9%氯化钠注射液冲洗盆腔,检查有无出血及内脏损伤。

6. 术毕清点器械。

(参考解释语)

阿姨,您的手术已经结束了,我帮您穿好衣服,您现在有什么不舒服吗?(没有)现在送您至恢复室休息好吗?(好的)您现在有没有感觉腹痛?(没有)您术后注意休息。如有不适请告诉我们,这是呼叫器。(好的,谢谢)

【操作流程图】

腹腔镜检查配合见图6-13。

洗手,戴口罩,准备用物,核对患者

↓

连接电源,系统检测,查对患者信息,协助患者取膀胱截石位

↓

协助手术医生碘伏消毒后,按要求铺无菌敷料

↓

协助手术医生连接光学试管、光源线、气腹管

↓

协助手术医师连接并调试光学试管清晰度，建立气腹

↓

手术开始

↓

切除病理标本并妥善保存，按要求及时送检

↓

术毕，协助患者更衣，送至恢复室

↓

关闭电源，进行终末处置

图6-13　腹腔镜检查配合

【注意事项】

(一)腹腔镜手术配合的注意事项

1. 手术前1 d进行术前访视，了解患者的基本情况，告知患者术前注意事项，如有特殊情况及时与手术医生和麻醉医生沟通。

2. 了解患者心理状态，缓解患者术前紧张焦虑情绪。

3. 术前将手术所需仪器设备，无菌物品（器械、敷料、一次性无菌物品）准备齐全。检查负压吸引装置和 CO_2 气源装置，使其处于备用状态。

4. 严格执行三方核查，配合手术医生、麻醉医生遵循体位摆放原则摆放体位，注意保护患者隐私和保暖。

5. 摆放体位前询问患者下肢活动情况，如有无髋关节、膝关节疾病及坐骨神经痛，尽量在清醒状态下摆放体位，动作轻柔。根据需要安装肩托，防止术中采取头低脚高位时患者身体下滑。

6. 避免患者身体直接与金属物品接触，以免使用电外科设备时灼伤局部组织。

7. 术中注意无菌操作，接触阴道残端的物品应视为污染，分开放置。术中应实施手术隔离技术，减少肿瘤的种植。

8. 清扫淋巴结时，手术医生、洗手护士和巡回护士共同核对标本名称，注意区分左右侧及盆腹腔淋巴结。

9. 术中密切观察患者的尿量及颜色，发现异常及时告知手术医生。

10. CO_2 气腹压力管理：成人气腹压为12～14 mmHg，不超过15 mmHg，新生儿为6～8 mmHg，儿童为8～9 mmHg，预防皮下气肿、高碳酸血症和低氧血症的发生。术中应严密监测患者的心率、血压、心电图、SaO_2、呼气末 CO_2 分压、气道峰压等指标以及患者颜面部、颈部及身体暴露处皮肤是否有皮下气肿，发现问题及时处理。

11. 术后注意观察患者有无气腹相关并发症，如上腹不适、皮下气肿及肩痛等。

（二）腹腔镜设备注意事项

1. 光学视管不可与硬物磕碰，避免划伤或镜身弯折。

2. 用后的光学视管需单独放置，避免受压；光学系统用脱脂棉蘸上酒精与乙醚混合液轻拭，忌用硬质布料擦拭，防止划痕损伤镜片。

3. 所有腹腔镜器械每月进行一次除锈、润滑保养；各轴节部位用注射器滴入液状石蜡，注意打开关节、通道、弹簧、活塞、螺帽等部位。

（三）腹腔镜设备的维护

1. 腹腔镜设备定期检测。

2. 更换氙气灯泡前冷却 15 min 以上，避免烫伤。

3. 冷光源使用后，亮度调到最小再关机，用湿软布擦干净机身，下次开机使用时亮度调节从小到大逐渐增大，以免损坏灯泡，关机后应待灯泡完全冷却后使用，两次开机要间隔 15 min 以上。

（四）腹腔镜设备常规操作

1. 连接气腹管至中央供气的二氧化碳接口。

2. 连接摄像头及导光束，之后依次开启主机和冷光源。

3. 将摄像头和导光束连接在光学视管上，并使用无菌白纱布进行白平衡。

4. 连接气腹管至气腹针，开启气腹机建立气腹。

5. 使用完毕时，先将主机和冷光源的电源开关关掉，再将摄像头和导光束取下。

（五）腹腔镜设备应急措施

1. 准备备用镜，以便设备故障时应急使用。

2. 及时更换冷光源灯泡，主用灯泡故障时及时切换至备用灯泡。

（六）检查适应证

1. 子宫内膜异位症的诊断和治疗。

2. 不明原因的急、慢性腹痛与盆腔痛。

3. 不孕症患者明确或排除盆腔疾病，判断输卵管通畅程度，观察排卵状况。

4. 卵巢及输卵管疾病的诊断和治疗。

5. 子宫肌瘤手术。

6. 早期子宫内膜癌和宫颈癌的手术治疗。

7. 计划生育手术及并发症的治疗。

（七）禁忌证

1. 绝对禁忌证：①严重的心脑血管疾病及肺功能不全；②严重的凝血功能障碍；③绞窄性肠梗阻；④大的腹壁疝或膈疝；⑤腹腔内大出血。

2. 相对禁忌证：①盆腔肿块过大；②妊娠>16 周；③腹腔内广泛粘连；④晚期或广泛转移的妇科恶性肿瘤。

【操作评分标准】

腹腔镜检查配合操作评分标准见表6-13。

表6-13　腹腔镜检查配合操作评分标准

项目		操作要求	分值	考试评分	备注
操作前准备（10分）		护士准备：着装整洁、洗手、戴口罩	5		
		用物准备：用物齐全、放置合理	5		
评估（10分）		患者的健康状况，包括既往史、现病史、生命体征、异常检查检验结果，患者的年龄、病情、生命体征、皮肤情况	3		
		患者的心理状态及合作程度	2		
		是否有腹腔镜手术的适应证	3		
		腹腔镜设备性能完好	2		
操作要点（60分）	准备	正确核对患者，向患者解释目的、注意事项	2		
		协助患者取膀胱截石位	2		
		根据需要进行皮肤准备	4		
		连接电源，打开开关，检查腹腔镜系统是否正常运行	2		
	术中配合	打开无菌包，倒适量碘伏至治疗盘，打开无菌纱布至无菌包内	3		
		行外阴消毒，铺无菌巾	3		
		协助手术医生穿手术衣	3		
		打开光学试管、腹腔镜器械、无菌保护套等无菌物品至无菌操作台	5		
		协助手术医生套光学视管、光缆线保护套	5		
		协助手术医生连接二氧化碳气腹管	5		
		待手术医生连接好各管路后打开二氧化碳开关，调节二氧化碳气腹压力	5		
		协助手术医生采集腹腔镜手术图像	5		
		术中关心患者，注意保暖，注意观察患者生命体征	5		
		术中观察患者有无皮下气肿、液体是否通畅	5		
		能正确陈述腹腔镜气腹机常用压力范围	3		
		协助手术医生采集腹腔镜手术图像	3		

续表 6-13

项目	操作要求	分值	考试评分	备注
操作后终末处置（8 分）	整理用物，整理床单位	3		
	光学视管，光缆线放置位置正确	5		
操作后评价（12 分）	患者能陈述腹腔镜手术的目的，并能接受	3		
	患者感觉安全：未因手术操作而心生恐惧	3		
	腹腔镜手术期间，各系统运行良好，配合良好	3		
	病理标本固定正确，填写标本名称正确	3		
总分		100		

【选择题】

1. 成人气腹压为（　　）

1. 12 ~ 14 mmHg　　B. 8 ~ 10 mmHg
C. 6 ~ 8 mmHg　　D. 15 mmHg
E. 10 ~ 12 mmHg

2. 更换氙气灯泡前冷却几分钟以上避免烫伤（　　）

A. 10　　B. 12
C. 15　　D. 18
E. 20

【选择题答案】

1. A　2.　C

【评判性思考】

1. 腹腔镜检查术前如何正确缓解患者紧张情绪？
2. 如何更好地配合医生进行诊疗工作？

（崔　鹤）

模块七 妇产科护理综合实践能力训练

项目一 妊娠高血压疾病患者的护理

【实验学时】

3 学时。

【实验类型】

综合型实验。

【学习目标】

1. 能监测病情变化,准确评估情况并实施及时、有效的救护。
2. 能正确使用硫酸镁解痉治疗,熟练抢救子痫患者。
3. 能在救护中进行合理有效的团队合作与分工。
4. 能及时、恰当地与孕妇及家属沟通,实施人文关怀。

【实验准备】

1. 学生课前准备:每实验小班学生平均分成 4 组,选出组长 1 人。课前通过复习、查阅文献等小组学习强化妊娠高血压疾病的相关知识。每组选 3 位同学进行角色扮演,1 名护士、1 名家属、1 名孕妇。

2. 物品准备:检查床、皮尺、血压计、胎心监护仪或超声多普勒胎心监护仪、耦合剂。输液器,25% 硫酸镁注射液,10% 葡萄糖酸钙 10 mL,止血带,压舌板,开口器等。治疗盘、无菌纱布、无菌棉签、安尔碘、砂轮、弯盘、手部消毒液、无菌手套、10 mL 注射器、病历本、推车、无菌纱布、无菌缸、0.5% 碘伏、治疗巾、污物桶等。

【情景案例】

周××,34 岁。因"停经 33 周、双下肢水肿 2 周"就诊。末次月经 2018 年 4 月 20 日。孕期无明显恶心、呕吐等早孕反应,孕期门诊建卡定期检查。孕 4 月余自觉胎动至今,2 周前发现双下肢水肿,未予重视。既往体健,否认高血压、冠心病、糖尿病史。月经、生育史:患者 12 岁初潮,月经规律,4 ~ 5 d/30 ~ 37 d,G_2P_1,5 年前足月顺产 1 子,体健。

体格检查:T 36.8 ℃,P 70 次/min,R 20 次/min,BP 150/90 mmHg,体重 58 kg。患者意识清醒,自觉头晕、眼花,腹部隆起如孕月,无压痛及反跳痛,双下肢水肿(++)。产科检查:宫高 30 cm,腹围 90 cm,无宫缩,胎心音 140 次/min;骨盆测量:IS 28 cm,IC 28 cm,EC 20 cm,TO 9.5 cm。

实验室检查:血常规 Hb 122.0 g/L,RBC 3.87×10^{12}/L,WBC 6.21×10^{9}/L,HTC

36.6%，PLT 182×10^9/L，肝肾功能、凝血功能正常；随机尿蛋白(++)。

辅助检查：B超提示宫内单活胎，头位，胎盘位于子宫后壁，羊水指数为187 mm，脐带绕颈1周。

诊断：G_2P_1，孕33周，宫内单活胎，妊娠期高血压疾病，子痫前期(重度)。

【实验内容与步骤】

1. 案例讨论：设计实验方案。

情境一：孕妇入院后常规观察及护理，监测胎儿宫内情况。

(1)讨论：患者初入病房，护士如何接诊患者？如何进行护理评估？主要的护理问题是什么？患者的处理原则是什么？首选的药物是什么？

(2)实验任务：接诊患者，母儿状况评估，遵医嘱用药。

情境二：该患者在病房时突然出现眼球固定，瞳孔散大，头扭向一侧，牙关紧闭，继而口角及面部肌肉颤动，数秒后全身及四肢肌肉强直，双手紧握，双臂伸直，发生强烈的抽动。

(1)讨论：患者的诊断是什么？主要的护理问题有哪些？处理原则是什么？如何抢救？解痉药物如何使用？有哪些注意事项？

(2)实验任务：控制子痫发作、胎儿宫内状况的监测。硫酸镁的使用及观察。

情境三：2 min后抽搐强度逐渐减弱，测血压165/110 mmHg，医生医嘱给予解痉、镇静和降压药物。经过积极治疗，患者各项生命体征平稳，患者家属询问“患者一会儿还会再抽吗？生完孩子之后还会再抽吗？”

(1)讨论：①此时护士如何回答家属的问题？②请为患者制订监护计划，预防子痫的再次发作。③是否需要终止妊娠？

(2)实验任务：制订预防子痫发作的预案。

2. 情境演练。

(1)学生根据实验任务，提供物品清单，提前与实验员联系，做好准备。

(2)分组模拟案例中的3个情境。

3. 点评反馈：每组学生代表发言，教师点评分析。

(1)物品准备是否齐全？护理评估是否全面？操作是否规范？

(2)抢救方案是否正确？情境设计是否符合逻辑？

(3)分工是否合理？团队协作是否协调有序，能否发挥每个成员的能力？

(4)沟通是否有效？是否体现人文关怀？

4. 总结反思：每组学生完善脚本，完成反思总结，提交报告。

(渠利霞)

项目二 异常分娩母儿的护理

【实验学时】

3 学时。

【实验类型】

综合型实验。

【学习目标】

1. 能综合运用产时会阴消毒技术、接产技术、产时和产后母婴的评估和护理、Apgar评分、新生儿窒息复苏、吸氧、抽吸药液、静脉穿刺、静脉注射等技术。

2. 能在母儿发生危急情况时实施及时、有效救护。

3. 能在救护中进行合理、有效的团队合作与分工。

4. 能及时、恰当与产妇及家属沟通，实施人文关怀。

【实验准备】

1. 学生课前准备：每实验小班学生平均分成4组，每组6～8人，选出组长1人。课前小组讨论，分析案例，编写脚本，分配角色(护士、医生、孕妇及家属等)，模拟演练。

2. 物品准备：根据实验任务列出物品清单，实验课前准备完毕。治疗盘、无菌纱布、无菌棉签、安尔碘、砂轮、弯盘、手部消毒液、无菌手套、1 mL 注射器、病历本、推车、妇科模型、大棉棒、无菌纱布、无菌缸、0.5%碘伏、洁肤净洗液、治疗巾、止血带、缩宫素、血压计、污物桶、尿不湿等。

【情境案例】

王××，28 岁，G_1P_0，以“停经 39^{+5} 周，见红 24 h，下腹疼痛 3 h”为主诉入院。3 h 前出现下腹阵痛，无恶心、呕吐，无阴道流液。孕妇平素月经规律，$13\dfrac{4\sim5}{28\sim30}$，LMP 2018.9.28，早孕反应轻，孕期无畏寒、发热、服药史，无腹痛、阴道流血等。孕期规律产检未发现异常。既往体健，无高血压、糖尿病等病史。

体格检查：T 36.7 ℃，P 82 次/min，R 19 次/min，BP 120/80 mmHg。身高 166 cm，体重 75 kg。神志清，一般情况好，心肺正常，肝脾未触及。

产科检查：宫高 35 cm、腹围 100 cm，LOA，胎心 140 次/min，子宫收缩 30～35 s/5～6 min，强度中，先露头，已入盆。骨盆外测量 23 cm-26 cm-19 cm-9 cm。阴道检查：宫口

开 1 cm，先露 S^{-2}，胎膜存。

辅助检查：血常规、凝血功能、肝肾功能正常，尿蛋白(-)，B 超提示宫内单活胎，晚孕，头位，估计胎儿体重 3.6 kg，胎盘成熟度Ⅲ度。羊水指数 100 mm。胎心监护 CST(-)，生物物理相评分正常。

诊断：G_1P_0，孕 39^{+5} 周，宫内单活胎，临产。

【实验内容与步骤】

1. 案例讨论：设计实验方案。

情境一：孕妇入院后常规观察和处理……6 h 后，检查宫缩 25 s/6 ~ 8 min，宫缩时按压子宫有凹陷，宫缩有节律性、对称性和极性，胎心 128 次/min，宫口开 2 cm，先露 S^{-2}，胎膜存。

(1)讨论：该产妇预产期是何时？产妇入院待产，护士如何接诊？如何观察产程？

(2)实验任务：模拟产房助产士接诊、入院护理评估(腹部检查，尤其是四步触诊法，胎心听诊)及观察产程。观察产程发现出现协调性宫缩乏力(要有相应的案例设计，体现出协调性宫缩乏力的临床表现和诊断)、胎心监护仪的使用。

情境二：观察产程发现产妇出现协调性宫缩乏力，医嘱给予缩宫素静脉滴注……宫缩恢复正常，6 h 后胎膜破裂、宫口开全。

(1)讨论：应如何判断和处理宫缩乏力？宫缩乏力对母儿有哪些影响？产程中使用缩宫素的适应证、方法和注意事项有哪些？还可使用哪些方法加强宫缩？

(2)实验任务：产程观察、静脉滴注缩宫素、破膜的处理。

情境三：产妇宫口开全，进入产房，助产士进行接生准备及接生……新生儿发生窒息，紧急处理后转入 NICU 抢救及监护……

(1)讨论：如何进行接产准备？如果第二产程出现宫缩乏力应如何处理？如发生胎儿窘迫应如何处理？

(2)实验任务：产时会阴消毒技术，产时和产后母儿的评估和护理，APGAR 评分、新生儿窒息复苏。

2. 情境演练。

(1)学生根据实验任务，提供物品清单，提前与实验员联系，做好准备。

(2)分组模拟案例中的 3 个情境。

3. 点评反馈：每组学生代表发言，教师点评分析。

(1)物品准备是否齐全？护理评估是否全面？操作是否规范？

(2)护理措施是否正确？情境设计是否符合逻辑？

(3)分工是否合理？团队协作是否协调有序，能否发挥每个成员的能力？

(4)沟通是否有效？是否体现人文关怀？

4. 总结反思：每组学生完善脚本，完成反思总结，提交报告。

(伍东红)

项目三 产褥期母婴的护理

【实验学时】

3 学时。

【实验类型】

综合型实验。

【学习目标】

1. 能为产褥期妇女在产后的不同阶段提供护理帮助。
2. 能综合运用皮下注射、无菌技术、会阴擦洗、新生儿处理等技术。
3. 能在护理中进行合理、有效的团队合作与分工。
4. 能运用理论知识,初步具备理论转化为实践的能力,具备临床思维意识。

【实验准备】

1. 学生课前准备:每实验小班学生平均分成 4 组,选出组长 1 人。课前通过复习教材、查阅文献等方法小组学习产褥期母婴护理的相关知识,完成脚本编写。

2. 物品准备:新生儿模型(可实施肌内注射)、新生儿辐射台、治疗盘、无菌纱布、无菌棉签、安尔碘、砂轮、弯盘、手部消毒液、无菌手套、1 mL 注射器、病历本、推车、妇科模型、大棉棒、无菌纱布、无菌缸、0.5% 碘伏、洁肤净洗液、治疗巾、污物桶、尿不湿等。

【情境案例】

王××,28 岁,G_1P_0,孕 39^{+5} 周,因“规律宫缩 2 h”入院待产。于 2019 年 3 月 20 日下午 14:15 自娩一活女婴,Apgar 评分 1 min、5 min、10 min 均为 10 分。观察产妇会阴完整,产后出血约 250 mL。新生儿娩出后 24 h 内常规行乙肝疫苗接种。

【实验内容与步骤】

1. 案例讨论:设计实验方案。

学生通过讨论,完成脚本编写,并自行进行模拟练习,从中发现问题,并不断纠正。在情境案例的基础上,要求学生完成新生儿乙肝疫苗接种、子宫复旧的观察、会阴擦洗、母乳喂养指导等正常产后母婴的护理措施。

情境一:产程进展,胎儿、胎盘顺利娩出,母子平安。

(1)讨论:胎盘剥离的征象是什么?如何进行新生儿评分?产后 2 h 主要观察什么

项目？如果产妇为HBsAg(+)，应如何阻断母婴传播？

(2)实验任务：完成助娩胎儿和胎盘，评估新生儿并完成常规护理，完成乙肝疫苗接种。

情境二：产房观察2 h后无异常，王女士被送回病房，按照护理常规每日定时观察产妇子宫复旧情况(宫底高度、宫缩、恶露情况等)，并每日行会阴擦洗2次。

(1)讨论：产褥期生殖器官是如何复原的？乳房有哪些变化？

(2)实验任务：完成子宫复旧的观察和护理，会阴的护理。

情境三：产后第2天，产科护士发现王女士心情有些低落，询问原因发现其仍然没有熟练掌握哺乳技巧，每次喂奶总是手忙脚乱，感觉宝宝也吃不饱。

(1)讨论：如何预防产后抑郁？产后乳房有哪些变化？如何护理乳房及指导母乳喂养？

(2)实验任务：完成乳房护理，母乳喂养指导，教会产妇产后保健操。

2. 情境演练：学生分组模拟案例中的3个情境。

3. 点评反馈：每组学生代表发言，教师点评分析。

(1)物品准备是否齐全？护理评估是否全面？操作是否规范？

(2)护理措施是否正确？情境设计是否符合逻辑？

(3)分工是否合理？团队协作是否协调有序，能否发挥每个成员的能力？

(4)沟通是否有效？是否体现人文关怀？

4. 总结反思：学生修改脚本，完成反思，并提交。

(高金玲)

项目四 妇科炎症患者的护理

【实验学时】

3 学时。

【实验类型】

综合型实验。

【学习目标】

1. 能综合运用会阴擦洗、阴道灌洗和阴道上药等技术为生殖系统炎症妇女进行会阴护理、用药指导和健康教育。

2. 能在护理中进行合理、有效的团队合作与分工。

3. 能运用理论知识,初步具备理论转化为实践的能力,具备临床思维意识。

【实验准备】

1. 物品准备:擦洗车(下层备污物桶)、弯盘、消毒液、妇科大棉签、一次性方巾、一次性手套、医嘱卡、洗手液,阴道灌洗药物(2% ~4% 碳酸氢钠),阴道上药的药品(硝酸咪康唑栓剂),必要时备屏风。

2. 学生课前准备:每实验小班学生平均分成 4 组,选出组长 1 人。课前通过复习教材、查阅文献等方法小组学习妇科炎症患者护理的相关知识,完成脚本编写。

【情境案例】

李××,28 岁,阴道分泌物增多伴外阴瘙痒 1 周。自诉近 1 年曾先后 3 次出现上述症状,妇科检查见阴道黏膜充血,阴道内大量豆腐渣分泌物,取分泌物查滴虫阴性,假丝酵母菌阳性,诊断为“外阴阴道假丝酵母菌病”。

【实验内容与步骤】

1. 案例讨论:设计实验方案。

学生通过讨论,完成脚本编写,自行进行模拟练习,从中发现问题,并不断纠正。在情境案例的基础上,要求学生完成会阴擦洗、阴道灌洗、阴道上药、健康教育等妇科炎症患者的护理措施。

情境一:李女士在诊室门口,神情紧张。

(1)讨论:李女士目前存在哪些护理问题?

（2）实验任务：进行操作前评估，遵医嘱为李女士进行会阴擦洗，完成会阴擦洗操作。

情境二：李女士已完成会阴擦洗护理，已知晓即将进行阴道灌洗操作，反复问护士“阴道灌洗会不会很难受？”

（1）讨论：李女士目前存在哪些护理问题？

（2）实验任务：遵医嘱为李女士进行阴道灌洗，为接下来的阴道上药做准备，按照阴道灌洗常规准备物品，完成阴道灌洗操作，指导患者学会阴道灌洗的方法，方便居家进行操作。

情境三：李女士已完成阴道灌洗护理，问护士“阴道上药后还能正常活动吗？下次什么时候再来医院上药？”

（1）讨论：李女士目前存在哪些护理问题？

（2）实验任务：遵医嘱为李女士进行阴道上药，按照阴道上药常规准备物品，完成阴道上药操作，指导患者学会阴道上药的方法，方便居家进行操作。

情境四：李女士已完成会阴擦洗、阴道灌洗和阴道上药护理，询问护士“得了这个病很不舒服，有没有平时需要注意的事项？”

（1）讨论：李女士目前存在哪些护理问题？

（2）实验任务：为李女士进行健康指导。①指导患者养成良好的卫生习惯，保持局部清洁，勤更换内衣裤，用过的内裤、盆及毛巾均应用开水烫洗。②用药护理：按医嘱用药，不可擅自停药、换药，为保证药物局部作用时间，宜在晚上睡前放置。③性伴侣治疗：建议有症状的男性伴侣应同时进行假丝酵母菌检查及治疗，预防女性重复感染。

2. 情境演练。

（1）学生根据实验任务，提供物品清单，提前与实验员联系，做好准备。

（2）分组模拟案例中的 4 个情境。

3. 点评反馈：每组学生代表发言，教师点评分析。

（1）物品准备是否齐全？护理评估是否全面？操作是否规范？

（2）护理措施是否正确？情境设计是否符合逻辑？

（3）沟通是否有效？是否体现人文关怀？

4. 总结反思：每组学生完善脚本，完成反思总结，提交报告。

（杨　晓）

项目五 子宫颈癌患者的护理

【实验学时】

3学时。

【实验类型】

综合型实验。

【学习目标】

1. 掌握子宫颈癌患者围手术期的护理。

2. 能综合运用妇科专科操作:阴道灌洗、会阴擦洗及备皮、皮内注射、灌肠等基础护理操作。

3. 能在护理中进行合理、有效的团队合作与分工。

4. 能及时、恰当与患者及家属沟通,实施人文关怀。

【实验准备】

1. 学生课前准备:每实验小班学生平均分成4组,每组6~8人,选出组长1人。课前小组讨论,分析案例,编写脚本,分配角色(护士、医生、患者及家属等),模拟演练。

2. 物品准备:根据实验任务列出物品清单。

(1)阴道灌洗:一次性窥阴器、无菌手套、一次性方垫、妇科医用棉签、一次性冲洗袋、水温计、洁肤净原液(冲洗液:20%洁肤净500~1 000 mL,温度41~43 ℃)、快速手消液。

(2)大量不保留灌肠:一次性灌肠器包(包内有灌肠筒、引流管、肛管1套,孔巾,垫巾、肥皂冻1包,纸巾数张,手套),弯盘,水温计,便盆,便盆巾,输液架,灌肠溶液,快速手消液。

(3)会阴擦洗:擦洗车(下层备污物桶)、妇科医用棉签、20%洁肤净或吉尔碘皮肤黏膜消毒液、一次性手套、快速手消液、治疗卡、一次性方垫。必要时备屏风。

【情境案例】

李××,女,41岁,以"接触性阴道出血4月余"为主诉入院。4月余前无明显诱因出现性交后阴道出血,量少,色鲜红,无腹痛、发热,无尿急、尿频,无腹泻及肛门坠胀感等。现患者无腹痛,阴道出血少于月经量,色鲜红。既往体健,无高血压、糖尿病等病史,个人史无特殊。

体格检查:T 36.7 ℃,P 80次/min,R 20次/min,BP 120/80 mmHg。身高166 cm,体重75 kg。神志清,一般情况好,心肺正常,肝脾未触及。

妇科检查:

(1)外阴:发育正常,已婚已产式。

(2)阴道畅,容二指。

(3)宫颈:肥大,轻糜。

(4)宫体:前位,常大,活动度可,无压痛。

(5)附件:未触及异常。

(6)辅助检查:血常规、凝血功能、血糖、肝肾功能正常,盆腔 MRI 示:宫颈异常信号,阴道镜活检病理结果示:宫颈鳞状细胞癌(中分化)。

诊断:子宫颈癌。

【实验内容与步骤】

1. 案例讨论:设计实验方案。

情境一:患者入院后常规观察和处理……协助患者完善相关检查后,拟行"子宫颈癌根治术"。

(1)讨论:该疾病发病机制、护理评估、常见护理问题等?患者入院,护士如何接诊?如何观察病情?

(2)实验任务:模拟病房护士接诊、入院护理评估(生殖系统评估、风险评估及入院健康宣教)。术前阴道灌洗、术区备皮、术前肠道准备。

情境二:患者在全麻下行"腹腔镜下广泛子宫切除+双附件切除+盆腔淋巴结清扫术+盆腔粘连分离术",现安返病房。

(1)讨论:术后患者安返病房,护理观察要点?应对患者实施哪些护理措施?术后常见并发症有哪些,如何预防?

(2)实验任务:监测患者生命体征,手术切口、腹腔引流管、尿管的护理。

情境三:经过2周积极治疗,患者生命体征平稳,准备出院。患者询问"出院后能否洗澡,饮食是否忌口等?"

(1)讨论:如何做好出院健康教育,比如饮食、活动、用药、后续治疗等?如何做好患者随访,实施人文关怀?

(2)实验任务:制订患者出院健康指导。

2. 情境演练。

(1)学生根据实验任务,提供物品清单,提前与实验员联系,做好准备。

(2)分组模拟案例中的3个情境。

3. 点评反馈:每组学生代表发言,教师点评分析。

(1)物品准备是否齐全?护理评估是否全面?操作是否规范?

(2)护理措施是否正确?情境设计是否符合逻辑?

(3)分工是否合理?团队协作是否协调有序,能否发挥每个成员的能力?

(4)沟通是否有效?是否体现人文关怀?

4. 总结反思:每组学生完善脚本,完成反思总结,提交报告。

(白睿敏)

项目六 子宫脱垂患者围术期的护理

【实验学时】

3 学时。

【实验类型】

综合型实验。

【学习目标】

1. 能给患者及家属进行正确的围术期健康教育，缓解患者焦虑，实施人文关怀。

2. 能综合运用阴道灌洗上药、会阴擦洗、皮下注射技术、静脉穿刺置管术、留置导尿管术、膀胱残余尿测定等基础护理操作。

3. 能熟练掌握盆底肌功能训练的方法，给予患者正确的指导。

4. 能熟练掌握膀胱残余尿测定的目的、方法等。

【实验准备】

1. 物品准备：阴道窥器、医用大棉棒、擦洗液、监护仪、吸氧装置、一次性导尿包、膀胱超声测量仪、静脉输液用物等。

2. 学生课前准备：学生平均分成4组，选出组长1人。课前通过复习、查阅文献等小组学习强化子宫脱垂患者的围术期护理的相关知识，。

【情境案例】

陈××，女，60岁，以"漏尿7年，阴道肿物脱出8个月，加重1月余"为主诉入院。绝经10年，7年前出现咳嗽后漏尿，量少，无尿频、尿急症状，不影响正常生活，未在意，8个月前劳累后阴道肿物脱出，如蛋黄大小，休息后可自行回缩，无腹痛、腰酸等不适，咳嗽后有漏尿，无尿频、尿急、排尿困难等症状，不影响正常生活，因个人原因未行治疗。1个月前发现阴道肿物增大，如鸡蛋大小，咳嗽后漏尿症状加重，伴尿急症状，遂就诊于我院，门诊以"阴道前壁Ⅲ度膨出"收治入院，入院时生命体征：T 36.4 ℃，P 72 次/min，R 18 次/min，BP 128/76 mmHg。积极完善各项检查，初步诊断：①阴道前壁Ⅲ度膨出；②子宫脱垂Ⅲ度；③压力性尿失禁。开展术前病例讨论，与家属和患者充分沟通后，根据患者的病情，结合患者年龄，拟行"腹腔镜辅助阴式子宫全切术+双侧输卵管切除术+阴道残端骶耻韧带悬吊术+阴道前壁修补术"。

【实验内容与步骤】

1. 案例讨论:设计实验方案。

情景一:患者入院后,积极完善相关检查,遵医嘱给予阴道灌洗上药 2 次/d,指导患者进行盆底肌功能训练,每次 10 ~ 15 min,每日 2 ~ 3 次。

(1)讨论:患者入院,护士应如何为患者进行入院宣教?应如何对患者进行心理疏导?盆底肌功能训练的目的和方法?

(2)实验任务:模拟护士接诊,对患者和家属进行入院宣教,实施心理护理,熟悉阴道灌洗上药的方法,指导患者进行盆底功能训练。

情境二:患者病情稳定,医生跟患者及家属充分沟通后,确定手术方案,拟订于明日手术,遵医嘱术前晚和术日晨各阴道擦洗一次,行清洁灌肠,术区备皮,术前留置套管针,留置导尿管。

(1)讨论:清洁灌肠溶液温度?液面距肛门距离?备皮范围?如何进行术前宣教?

(2)实验任务:清洁灌肠、静脉穿刺置管术、留置导尿管术。

情境三:术后患者安返病房,遵医嘱给予Ⅰ级护理,严密观察患者生命体征变化,定期进行引流管护理;会阴擦洗 2 次/d;达肝素 5 000 IU,皮下注射,1 次/d。术后第 9 天,患者各项生命体征正常,遵医嘱输液结束后拔除尿管,患者解小便后进行测膀胱残余尿。

(1)讨论:Ⅰ级护理的适用对象?Ⅰ级护理的护理要求?膀胱残余尿量测定的目的。

(2)实验任务:会阴擦洗技术、皮下注射技术及膀胱残余尿量测量仪的使用。

2. 情景演练。

(1)学生根据实验任务,提供物品清单,提前与实验员联系,做好准备。

(2)分组模拟案例中的 3 个情景。

3. 点评反馈:每组学生代表发言,教师点评分析。

(1)物品准备是否齐全?护理评估是否全面?操作是否规范?

(2)护理措施是否正确?情境设计是否符合逻辑?

(3)分工是否合理?团队协作是否协调有序,能否发挥每个成员的能力?

(4)沟通是否有效?是否体现人文关怀?

4. 总结反思:每组学生完善脚本,完成反思总结,提交报告。

表 7-1　妇产科综合实践能力训练评分标准

评价指标	评价内容	分值	技术实施要点	扣分情况及存在问题
案例分析(20 分)	脚本设计	5	角色分配合情合理	
		10	脚本条理清晰,剧情符合逻辑	
		5	讨论深入,临床思维清晰	

续表 7-1

评价指标	评价内容	分值	技术实施要点	扣分情况及存在问题
情景表演（60 分）	准备工作	5	医护人员着装规范，举止端庄	
		5	物品齐全，摆放有序	
	技能操作	5	准备充分，时间合理	
		5	评估全面，判断正确	
		10	操作规范，熟练准确	
		5	遵循原则，有理有据	
	健康指导	5	准确，恰当，有针对性	
	人文关怀	5	态度亲切，关爱产妇/患者	
		5	语言清晰，沟通有效	
	团队合作	5	组织有序，分工明确	
		5	表演生动，配合默契	
点评反馈（10 分）	师生点评	10	自评他评、记录完整	
反思总结（10 分）	提交报告	10	反思深刻，总结全面	
总分		100		

（白　桦）

参考文献

[1]安力彬,陆虹.妇产科护理学[M].6版.北京:人民卫生出版社,2017.
[2]谢幸,孔北华,段涛.妇产科学[M].北京:人民卫生出版社,2018.
[3]郑修霞.妇产科护理学[M].5版.北京:人民卫生出版社,2012.
[4]王玉琼,莫洁玲.母婴护理学[M].3版.北京:人民卫生出版社,2017.
[5]李映兰,王爱平.护理综合实训[M].北京:人民卫生出版社,2018.
[6]李小寒,尚少梅.基础护理学[M].6版.北京:人民卫生出版社,2017.
[7]余艳红,陈叙.助产学[M].北京:人民卫生出版社,2017.
[8]蔡文智.助产技能实训[M].北京:人民卫生出版社,2015.
[9]刘兴会,漆洪波.难产[M].北京:人民卫生出版社,2015.
[10]姜梅,庞汝彦.助产士规范化培训教材[M].北京:人民卫生出版社,2016.
[11]闫金凤,韦秀宜.助产技术[M].北京:人民卫生出版社,2015.
[12]杨漂羽,施姝澎,张玉侠,等.住院新生儿母乳喂养循证指南的改编及评价[J].中华护理杂志,2018,53(1):57-64.
[13]崔炎.儿科护理学[M].北京:人民卫生出版社,2017.
[14]雷美容,李文芳.儿科护士分册培训[M].武汉:湖北科学技术出版社,2014.
[15]何荣华,袁杰,冯晓敏.妇产科护理技能实训教程[M].西安:第四军医大学出版,2011.
[16]金庆跃,许红.妇产科护理技术实训[M].2版.北京:人民军医出版社,2015.
[17]费秀珍,王立新.新生儿护理技术[M].北京:人民军医出版社,2010.
[18]白继庚,何淑贞.妇产科护理工作手册[M].北京:军事医学科学出版社,2012.
[19]中华医学会围产医学分会,中华护理学会妇产科专业委员会,中国疾病预防控制中心妇幼保健中心.新生儿早期基本保健技术的临床实施建议,2017.